# Gedenkvorträge zum 100. Todestag von Albrecht von Graefe

Tagung

der Deutschen Ophthalmologischen Gesellschaft

Berlin, 18.–19. Juli 1970

Springer-Verlag Berlin Heidelberg GmbH

ISBN 978-3-662-37705-5　　　ISBN 978-3-662-38515-9 (eBook)
DOI 10.1007/978-3-662-38515-9

Sonderdruck aus
Albrecht v. Graefes Arch. klin. exp. Ophthal.
Band 181, S. 79—129 (1971)

© Springer-Verlag Berlin Heidelberg 1971
Ursprünglich erschienen bei Springer-Verlag Berlin Heidelberg New York 1971

## Eröffnungsansprache

Am 100. Todestag Albrecht von Graefes gedenkt die Deutsche Ophthalmologische Gesellschaft in Dankbarkeit und Verehrung ihres Begründers. Das Gedächtnis an Graefe zu pflegen, entspricht heute wahrlich keiner einfachen, sich immer wiederholenden Tradition, zumal an einem Ort und zu einer Zeit, in der die akademische Jugend voll Unruhe und innerem Argwohn überlieferte Werte leugnet und eigene Wege sucht. Auch eine ärztlich-wissenschaftliche Gesellschaft und ihre historischen Leitbilder werden nur dann vor der heutigen, politisch engagierten Jugend bestehen, wenn sie dem Geiste der sozialen Integration, der Humanität und dem Fortschritt dienen.

Sie alle, meine Damen und Herren, bekunden durch Ihre Anwesenheit die lebhafte Resonanz, die unsere Gedenkfeier in der Fachwelt und in der Öffentlichkeit findet.

Es ist für uns alle eine ganz besondere Freude, daß auch Nachfahren bzw. Verwandte der Familie Albrecht von Graefes unter uns weilen:

Frau Blida Heinold – von Graefe,
Herr Dr. Ingolf von Graefe,
Frau Wanda von Dallwitz.

Albrecht von Graefe war ein Neuerer, ein begnadeter Arzt und genialer Wissenschaftler. Er hatte ein kurzes, aber segensreiches Leben, das dem Wohle der Menschen, ob arm, ob reich in gleicher Weise gewidmet war. Das Ärztliche, das Helfenwollen, stand ganz im Vordergrund seines unermüdlichen, ein Leben langen, selbstlosen Strebens. Aus dieser lauteren, humanitären Gesinnung, gepaart mit hoher Intelligenz und schöpferischer Phantasie, erwuchsen auf Grund klinischer Beobachtung und reicher Erfahrung seine überragenden wissenschaftlichen Leistungen. Sein wissenschaftlicher Ruf und der Glanz seiner Leistungen ließen ihn zum Begründer der modernen Augenheilkunde werden. Um mit den Worten Theodor Lebers zu sprechen: ,,Es gibt kaum ein größeres und kleineres Gebiet der Ophthalmologie, welches er nicht in dieser oder jener Weise gefördert hätte."

Wir werden noch über die großen wissenschaftlichen Leistungen Graefes, seine Persönlichkeit, seine Stellung zum genius loci berolinensis und zum sozialen und politischen Geschehen seiner Zeit in den folgenden Referaten hören. Lassen Sie mich noch kurz auf Albrecht von Graefes Tätigkeit als ophthalmologischer Lehrer und Begründer der Heidelberger Gesellschaft eingehen.

Das Lebensbild Albrecht von Graefes als Mensch, Arzt und Wissenschaftler wäre unvollständig, wollten wir nicht auch des unübertroffenen Lehrmeisters gedenken. Seine klinischen Vorlesungen wurden als mustergültig, präzis, fesselnd und sprachschön geschildert. Sie erregten allgemeine Bewunderung und Aufsehen. Dennoch durfte Albrecht von Graefe Vorlesungen nur vor approbierten Ärzten, angehenden Ophthalmologen oder sagen wir ,,Postgraduates" halten, denn der akademische Unterricht vor Studenten war ihm bis auf wenige Jahre vor seinem Tode versagt. Die amtlichen Widerstände, unter denen er gelitten hat, sind heute bei seinem Weltruf und seinen beispiellosen Leistungen kaum zu fassen. Die volle Anerkennung als akademischer Lehrer und die Leitung einer staatlichen Klinik wurden ihm erst zuteil, als dem Schwerkranken schon die Körperkräfte erlahmten.

Als teuerstes Vermächtnis hat Albrecht von Graefe uns deutschen Augenärzten die Heidelberger Ophthalmologische Gesellschaft hinterlassen. Sie ist bekanntlich die älteste fachärztliche Vereinigung Deutschlands und zudem die älteste ophthalmologische Gesellschaft der Welt. Graefe war ihr Mittelpunkt und ihr Begründer. 1857 aus einer zwanglosen, freundschaftlichen, dem gegenseitigen Gedankenaustausch dienenden Zusammenkunft von Horner, Zehender, Pagenstecher, Weber und Graefe entstanden, wurde sie 1863 formell konstituiert. Graefe hat sie mit seinen überragenden Leistungen geprägt und ihr eine internationale Geltung verliehen. Die Ausstrahlung seiner Persönlichkeit auf die Zeitgenossen war eine ungewöhnliche. Auch wir können uns dieser Wirkung bis auf den heutigen Tag nicht entziehen.

Der Erinnerung an Albrecht von Graefe anläßlich seines 100. Todestages und der Verpflichtung, sein Vermächtnis wachzuhalten, soll unsere heutige Gedenkfeier dienen.

Professor Dr. W. Hallermann
Göttingen
Vorsitzender der Deutschen Ophthalmologischen Gesellschaft

# Albrecht von Graefe, seine Persönlichkeit, seine Zeit

FRIEDRICH RINTELEN

Universitäts-Augenklinik Basel (Direktor: Prof. Dr. F. Rintelen)

Eingegangen am 29. Dezember 1970

### Albrecht von Graefe, his Personality and his Times

*Summary.* This essay leaves aside Graefe's achievements in science and ophthalmology to present the man—Graefe as human being—chiefly on the basis of his surviving letters and the correspondence with his friend Waldau, as well as with Donders, Horner and Jakobson.

His brief life not only glowed with incredible scientific intensity, it was also distinguished by an imposing personality. The first half of his adult life was filled with the happy activity of a liberal-minded extrovert, tasting the pleasures of Nature on long mountain excursions; the second half was a courageous fight against severe illness and a variety of family troubles. Graefe won through as a man, and this is perhaps an even greater achievement than his fundamental work in ophthalmology. His humanity makes him attractive to us, brings the critical, questioning pathophysiologist, the skulles operator, the inspiring teacher and exceptional organizer to life for us, making him seem almost contemporary.

Beeindruckt von der Intensität seines Lebens, das trotz seiner Kürze auf vielen Gebieten der Augenheilkunde reichste Frucht gebracht hat, wird man Albrecht von Graefe als außergewöhnliche Erscheinung im weiten Bereiche der Ophthalmologie werten.

Über einige seiner klärenden und bahnbrechenden Leistungen in unserem Fache werden wir noch hören.

Ich darf es unternehmen, Ihnen den Menschen Graefe näher zu bringen und in seiner Zeit zu sehen, soweit das dem auf Tradiertes Angewiesenen möglich ist. Wesen und Tun einer historisch gewordenen Persönlichkeit lassen sich nicht mit naturwissenschaftlicher Genauigkeit ermitteln. Auch für Graefes briefliche Hinterlassenschaft kann gelten, was ein junger Kunsthistoriker vor 60 Jahren geschrieben hat: „Der Dichter gibt und behält zugleich, er verplaudert nichts, denn alles bleibt sein Geheimnis."

Zur medizinhistorischen Würdigung gehört nicht nur das Feststellen intellektuell-fachlicher Leistung, sondern ebenso der Versuch, die Persönlichkeit desjenigen zu erfassen, für den die Formulierung Friedells zutreffen mag: „damit ein Abschnitt der menschlichen Geistesgeschichte in einem haltbaren Bilde fortlebe, dazu scheint immer ein einzelner Mensch notwendig zu sein, aber dieser eine ist unerläßlich."

Was ist Persönlichkeit? Sie wird bedingt zunächst durch die genotypisch gegebenen Möglichkeiten intellektueller und affektiver charakterlicher Entfaltung. Sie ist Voraussetzung für die Bereitschaft intellektueller Reaktionen. Dem Individuum eigene Affekte sind eng mit ihr verbunden. Intellektuelle wie affektive Reaktionen der Persönlichkeit werden hervorgebracht und mitbestimmt durch das Erleben einer in dauerndem Wandel begriffenen Umwelt.

Was soll in einer ausgesprochen extravertierten, begreiflicherweise realistisch auf eine schwierige Gegenwart gerichteten und von Sorge um die Zukunft erfüllten Zeit eine historische Rückschau zur Würdigung eines Mannes, dessen 42jähriges Leben 1870 zu Beginn des Deutsch-Französischen Krieges ein frühes Ende gefunden hat?

Ich weiß nicht, ob Ihnen Jakob Burckhardts lapidare Feststellung: „Geschichtslosigkeit ist Barbarei, und Barbarei ist Geschichtslosigkeit" zur Motivation genügt. Aber vielleicht billigen Sie das mahnende Wort von Golo Mann: „Vermessenheit aus Unwissenheit drohe dem Geschichtslosen", und Sie mögen ihm beistimmen, wenn er sagt: „Trotz der Mauer des dritten Reiches gehört die Vergangenheit dennoch zu unserem Ich. Was für den Einzelnen das Gedächtnis, ist für ein Volk die Geschichtsschreibung." Rückblick auf die Vergangenheit, auf das Geschehene, dessen Produkt wir in vielfältiger Hinsicht sind, mag uns auf die Relativität zeitgebundenen Wissens und Könnens hinweisen, wird uns bescheidener machen und vor Fehlgängen bewahren. Dabei übersehen wir die Einmaligkeit der immer neu konstellierten Probleme nicht, die jede Generation für sich zu bewältigen hat.

Wenn wir uns hier zu Graefes Gedächtnis versammeln, so offenbar deshalb, weil sein Name mit dem Glanze des Ruhmes verbunden, bei vielen lebendig geblieben ist. Solcher Ruhm ist bei wissenschaftlich Tätigen meist nur einem kleineren Kreise bewußt, sein Schicksal ungewiß und manchmal kurz befristet, oft nur noch an das Faktische und nicht mehr an die Vorstellung einer lebendigen Persönlichkeit geknüpft. Freilich, gerade Graefes Ruhm ist nicht nur Ergebnis einer außerordentlichen medizinisch-ärztlichen Leistung, vielmehr verwoben mit der Sittlichkeit, der weltmännisch-sicheren und dennoch herzlichen Liebenswürdigkeit, aber auch mit der in mancher Hinsicht geheimnisvoll wirkenden Persönlichkeit des so viel erduldenden Mannes. Es ist verständlich, wenn Eduard Michaelis in der Biographie seines Jugendfreundes schreibt, Graefe sei unter den angenehmsten Lebensverhältnissen aufgewachsen, aber es klingt grotesk und kann sich nur auf den rein materiellen Bereich der Existenz beziehen, wenn er fortfährt, diese angenehmsten Lebensverhältnisse seien ihm während seines ganzen Daseins treu geblieben; Not, ja auch nur die schweren Seiten des Lebens, habe er niemals kennen gelernt.

Graefe hat vielmehr in mancher Hinsicht, durch eine tückische Lungentuberkulose während mehr als eines Jahrzehnts seines kurzen Daseins schwer behindert, durch Krankheit und Tod im engsten Familienkreis, durch neidvolle Unvernunft von Kollegen, durch die Sturheit bürokratisch-autoritärer Behörden in besonderem Maße zu leiden gehabt und kämpfen müssen. Daß ihm trotzdem menschliche Bewährung gelungen, bringt ihn uns nahe, macht ihn erst zur großen Persönlichkeit. Solches ist mehr noch Garant des Bleibenden der Wirkung des Menschen Graefe, ja mag ihm die Wertbeimessung des Genialen verschaffen. Dabei ist Genie ja nichts Absolutes, etwa naturwissenschaftlich erforschbar, vielmehr eine relative, plastische Größe, mitbestimmt durch eine wertende Umwelt, deren Urteil sich in Funktion der Zeit wandeln kann. Vermöchten wir Schopenhauers Definition vom Genie zu folgen, wonach alle großen Leistungen dadurch zustandekommen, „daß ihr Urheber alle Kräfte seines Geistes auf einen Punkt richtet, so ausschließlich, daß die übrige Welt ihm verschwindet und sein Gegenstand ihm alle Realität ausfüllt", dann könnte Graefes Lebensleistung genial genannt werden.

„Obenan steht das Augenfach", hat er schon als 21jähriger aus Paris geschrieben und im gleichen Briefe gelobt, er hoffe ein ebenso treuer Forscher zu sein als er ein froher Student gewesen, und 1858 meint er: „Meinem Beruf muß ich wirklich dankbar sein, daß er mich in der schwersten Zeit gehalten und geschützt hat." Wenn sein Schüler, der nachmalige Königsberger Ordinarius, Julius Jakobson, festhält, Graefe habe kein anderes Lebenselement und keinen anderen Beruf gekannt als den wissenschaftlichen und ophthalmologisch nützlichen, dann würde dies Ausschließlichkeit bezeugen.

Ich möchte jedoch bezweifeln, daß man mit solcher Wertung den ganzen Menschen Albrecht von Graefe erfasse, der am 22. Mai 1828 im Finkenherd zu Berlin als viertes Kind des Generalstabsarztes der preußischen Armee und Ordinarius für Chirurgie und Augenheilkunde, Carl Ferdinand von Graefe, und der Auguste, geborene von Alten, auf den Namen Frédéric Guillaume Ernest Albert von Graefe durch den französischen Pastor Molière „en chambre" getauft worden ist.

Wenn ich Ihnen Einiges über den Menschen Graefe, über seine Freuden und Nöte berichte, so wird auch aufzuspüren sein, wie er in einer Zeit der Gärung in Europa, in einer Periode entscheidender Entwicklung Preußens und Deutschlands, vielleicht als zoon politikon gedacht hat, ob bei ihm ein politisches Credo festzustellen sei, was seine Meinung von Kunst gewesen oder ob er nur als rastlos tätiger, immer hilfsbereiter Augenarzt und pathophysiologisch analysierender Ophthalmologe in Erscheinung tritt.

Wie war Graefe als Freund? Hatte er wirkliche Freunde? — etwas Seltenes im Leben von Menschen, die ungewöhnliche Wege gehen. — Wie erlebte er Frau und Kind? Waren seine, für die damalige Zeit kühnen Alpenfahrten mehr als ein Hobby, vielleicht Bestätigungsbedürfnis, Erprobung der Kräfte auch im physischen Bereich?

Ich denke, Sie seien einverstanden, wenn ich auf ein systematisches curriculum vitae verzichte und Ihnen nur einige bemerkenswerte Züge des Mannes und seiner Zeit in loser Verknüpfung festhalte.

Innig war sein Verhältnis zur Mutter. Der Sohn glich ihr auch äußerlich, die hohe, wohlgerundete Stirn, der gütige und gleichzeitig eindringliche Blick der Augen und die kräftige, schön geschwungene Nase sind von erstaunlicher Ähnlichkeit, soweit Bilder solches Urteil erlauben. 1857 schreibt Graefe an Donders in Utrecht: ,,Es ist mir durch den Tod der Mutter ein Band zerrissen worden, an welches sich der größte und sicherlich beste Teil meiner Lebensfreuden knüpfte. Ich habe eine lange, sonnige Zeit begraben und irre verwaist umher vor der verschlossenen Türe meines Vaterhauses, ohnmächtig, aus den leblosen Wänden alle die Liebe heraufzubeschwören, die einst darinnen wohnte." Ein solcher Notschrei entringt sich nicht dem monoman der Ophthalmologie Verschriebenen!

Ich habe mich mit den eindrücklichen Briefen befaßt, die Graefe vor allem an seinen Freund Schufft-Waldau, an seinen Lehrer Arlt, an den kongenialen Donders und an die begabten Schüler Jakobson und Horner gerichtet hat. In ihnen tritt uns Graefes intellektuelle wie affektive Persönlichkeit in lebendiger Weise entgegen. Nach Abschluß der Vorarbeiten habe ich das faszinierende Buch von Blida Heynold, Graefes Enkelin, ,,Albrecht von Graefe, Mensch und Umwelt" in die Hand bekommen. Auch Frau Heynold hat sich intensiv mit Graefes Briefen beschäftigt. Manches ist ihr aufgefallen, was auch mich berührt hat.

Am aufschlußreichsten sind die so spontan geschriebenen Briefe an den nächsten Gefährten seiner Jugend- und Wanderjahre, Adolph Schufft-Waldau. Viel vermag uns für die Würdigung des ärztlich-ophthalmologischen und damit für das Ganze dieses seltenen Menschen die Biographie aus der Feder des ehemaligen Assistenten Michaelis zu bieten. Wenn Richard Greeff, der 1906 die Briefe an Waldau herausgegeben hat, Graefe den „bedeutendsten Augenarzt aller Zeiten" nennt, so ist das eine bombastische Formulierung, die Graefe nicht gerne gehört hätte, die aber damals oft zum Stil Wilhelminischer Sprache gehörte.

Graefes Briefe an Waldau zeigen des Mannes „Suchen, Wollen, Wagen und Erringen" in weiten Bereichen. Erstaunlicherweise sagen sie uns nichts oder doch fast nichts über Graefes Stellung zum Zeitgeschehen, zur politischen und sozialen Situation in Europa. Namen wie Bismarck, Napoleon III, Cavour und Garibaldi, Marx und Engels kommen nicht vor. Hinweise darauf, was sich Graefe für Gedanken über das zeitgenössische Kulturleben gemacht hat, treten ganz zurück, ebenso Andeutungen, wie er in religiösen Dingen gefühlt oder gedacht haben könnte. War dem Bahnbrecher einer selbständigen, pathophysiologisch orientierten Augenheilkunde das nebensächlich oder hat dieser differenzierte Mensch es zwar erfaßt oder erfühlt, aber aus geistigem Selbsterhaltungstrieb von sich fern gehalten oder doch auf entsprechende Entäußerung verzichtet?

1848 ist ein Schicksalsjahr der deutschen Geschichte — die Märzrevolution sollte nicht zu einer wahren Demokratisierung Preußens führen; es gab weder eine Arbeiterschaft noch ein Bürgertum, die sich erfolgreich hätten durchsetzen können, manche Studenten waren vergeblich in Berlin auf die Barrikaden gegangen. Graefe bekennt aus Paris, im Jahre, da Marx und Engels mit ihrem „Kommunistischen Manifest" große Teile der Welt grundlegend zu ändern beginnen: „Man möge mich nicht für einen politisch schlappen Menschen halten. Innerhalb der mir gesteckten Grenzen habe ich doch höchste Grundsätze, für deren Vertretung ich zu jedem Opfer bereit bin."

Wenig ist in der Graefeschen Korrespondenz zu hören von der zweifellos glücklichen Beziehung zu seiner verständnisvollen und hingebend hilfreichen Frau. Ohne Kommentar, wie wenn er den Freund schonen wollte, schreibt Graefe 1861 an Waldau: „Ich habe mich mit der in der Nr. 3 der Klinik befindlichen Patientin verlobt", und Donders teilt er mit: „Du kennst die kleine Patientin, welche ich durch doppelte Neurotomie des Temporalastes des subcutaneus malae geheilt. Ich bin herzlich froh darüber. Es wird nun alles gemütlicher werden und ich werde, so hoffe ich, in allen Verhältnissen mehr Harmonie erringen." Die Braut war die 18jährige dänische Gräfin Anna Knuth. Ebenso schön wie reich an Talenten wird sie uns vorgestellt. Aber die schwere Tuberkulose, die Graefe noch im gleichen Jahre in Baden-Baden aufs Krankenbett wirft, macht die geplante Hochzeit zunächst unmöglich. „Ich bin mit meinen Heireitsangelegenheiten sehr zurückgeblieben", heißt es in einem Brief, „ich darf wohl vorderhand gar nicht daran denken. Vom Gipfel des Glücks so plötzlich heruntergerissen, um vielleicht für immer ein untauglicher Invalide zu werden." Graefe ist über seinen Zustand, oft zur Feststellung der Höhe der pleuritischen Exsudates sich selbst percutierend, genau informiert. In Baden-Baden und später in Nizza pflegt ihn die junge Braut, zusammen mit den beiden treu besorgten Schwestern. Erst 1862 kann in kleinstem Kreise die Trauung stattfinden. Graefes Freunde hatten gehofft, „die Ehe, das häusliche Leben werde — so Michaelis — das Übermaß der Arbeit körperlicher und geistiger Anstrengung zurückdrängen, der Selbsterhaltungstrieb für Weib und Kind werde die Oberhand behalten. Leider trat das Gegenteil ein. Mit überstürzendem Eifer suchte er die verlorene Zeit nachzuholen. Fieberhaft war die Tätigkeit, welche er in der Klinik entfaltete. Zu den Sorgen des Berufes gesellten sich häusliche. Der Tod zweier Kinder, eine schwere Ceratitis der ältesten Tochter, erfüllten ihn mit tiefem Kummer; alles zehrte an seinem Leben".

Schon 2 Jahre nach Graefes Tod ist seine Frau, drei unmündige Kinder zurücklassend, als 32jährige Witwe in Nizza gestorben.

Von der Beziehung zur Mutter hören wir auch nur sehr sporadisch; erst anläßlich des Todes dieser bedeutenden Frau bricht elementar die große Anhänglichkeit des Sohnes durch, der schon mit 12 Jahren den Vater verloren hatte.

Greeff hat nicht alle Briefe an Waldau publiziert; was mag er wohl aus Rücksicht auf den Hof, auf die herrschende Meinung, an liberalen und sozial-kritischen Äußerungen weggelassen haben, die man bei Graefe erwarten konnte? Mit Waldau, dem 6 Jahre Älteren, hatte Graefe schon in der Berliner Studienzeit enge Freundschaft geschlossen. Waldau hat sich dem Freund, jedenfalls im ophthalmologischen Bereich den Überlegenen anerkennend, in loyaler Weise untergeordnet. Er hieß ursprünglich Schufft. Der Name ist durch eine Kabinettsorder Wilhelm I., damals noch König von Preußen, 1860 in den dekorativeren Waldau geändert worden.

Im Finkenherd, der schönen Schinkelschen Berliner Tiergarten-Villa der wohlhabenden Familie Graefe, hat sich nach des Vaters Tod, offenbar auf Initiative Albrechts und unter Mitwirken der künstlerisch begabten älteren Schwester Ottilie, in wohlwollendem Einverständnis der Mutter, eine fröhliche Gesellschaft junger Studenten, die keiner Verbindung angehören wollten oder sollten, in heiterer Feierabendstunde gefunden bei Kegelschub, Becherklang und Liedersang in einer Eichendorffschen romantischen Atmosphäre. Es waren „Wilde", damals „Kamele" genannt, die sich zu einer „Camelia" vereinten. Man liebte sich brüderlich, oft überschwänglich, gab sich Übernamen: Graefe hieß ganz unästhetisch „Droll", gelegentlich nannte man ihn auch „Räuber", vielleicht nicht nur um seines wallenden Haares willen, sondern mehr noch seiner unter Schillers Einfluß stehenden politischen Einstellung wegen, die auch in den Briefen als eine liberale und sozial aufgeschlossene zu erkennen ist. Es wurde viel gewandert, Liederbuch und Becher sind ständige Reisebegleiter der Studiosi. Vom Plänchen-Becher — was plante man wohl an weltverbessernden Taten? — konnte gelten: ,,Labt mich heut' der Felsenquell, tut es Rheinwein morgen".

Nach ausgezeichneter Schulung mit zusätzlichem Privatunterricht für den mathematisch besonders Begabten im anspruchsvollen französischen Gymnasium zu Berlin — sie macht die Beherrschung der französischen Sprache verständlich —, nach dem Studium in Berlin und dem Abschluß der Doktorarbeit über das Brom und seine Präparate, nach der Verteidigung der Thesen vor dem Dekan Johannes Müller —, etwa: amaurosis non est morbus, sed symptoma — gerade das hat er später mit dem Helmholtzschen Augenspiegel gezeigt —, geht Graefe, begleitet von Waldau, meist auch von Mutter und Schwester, 2 Jahre lang auf Reisen. Prag, Wien, Paris und London sind die Stationen. Arlt, die beiden Jaeger in Wien, Desmarres und Sichel in Paris und schließlich Bowman in London sind die Männer, denen er Entscheidendes für seine Zukunft verdankt. Von Arlt sagt Graefe: ,,Ohne Prag würden mir Paris und Wien kaum so viel genützt haben, ja, ich denke, ohne Arlt würde ich vielleicht gar nicht als Ophthalmologe nach Berlin zurückgekehrt sein. Er hat mich in die Augenheilkunde eingeführt, er zuerst hat mir gezeigt, wie ein Augenoperateur beschaffen sein muß." Und er findet: ,,Welch ein himmelweiter Unterschied zu unseren arroganten, inhumanen Professoren und den liebenswürdigen, bescheidenen Primar-Ärzten Prags." Dürfen wir Graefe ein kompetentes und gerechtes Urteil zugestehen?

Anläßlich der Feier des 100. Geburtstages von Graefe hat Ernst Woelfflin in einem reizvollen Artikel, der sich hauptsächlich mit Graefes augenärztlicher Ferientätigkeit im appenzellischen Heiden befaßt, wo jeweilen eine Klinik improvisiert wurde, einen Brief Graefes an seine Mutter zitiert: er wolle Augenarzt werden, ,,weil das Auge wegen seiner Klarheit und Durchsichtigkeit auf manche pathologische und therapeutische Frage die beste Antwort gibt".

Während seiner Reisezeit hat Graefe schon früh eine große Liebe zu den Bergen, zu den Alpen gefaßt. Sie hat ihn bis zu seiner schweren Erkrankung nie verlassen. Graefe hat nicht nur Wanderungen in den Alpen gemacht, sondern ist zu einem wagemutigen eigentlichen Alpinisten geworden, in einer Zeit, da die Besteigung etwa des Rimpfischhorns oder des Walliser Breithorns von Zermatt aus noch eine große Leistung war. War Graefe wirklich auch auf dem Monte Rosa? Wohl eher *an* diesem gewaltigen Berge, bei allem Respekt vor seiner Leistung in manchen Gebieten der Alpen. Ich habe versucht, Graefes Spuren im Zermatter Tal zu finden, sie scheinen verwischt und verweht. Wahrscheinlich ist Graefe jeweilen mit Führern, deren Name er freilich nie erwähnt, vielleicht auch nur mit Trägern, auf seine Touren gezogen, bei denen, wie er schrieb, Fußeisen und Seil wacker gehandhabt wurden. Die Alpen, so stellt Graefe einmal fest, haben mich in ungeahnter Weise körperlich und gemütlich aufgerichtet. Falls sich die Tuberkulose schon in der Pariser Zeit mit einem langwierigen Husten eingeschlichen hatte, so war sie offenbar latent. Die Leistungsfähigkeit des kräftigen Mannes war damals jedenfalls in keiner Weise eingeschränkt. Der so Betriebsame, stets in unermüdlicher Bewegung Befindliche, kommt eigentlich nur in den Bergen zu jener Stille, die ihm zuweilen tiefes Bedürfnis ist: ,,Wie ich mich freue, abends vor meiner Sennhütte zu liegen und abwärts das Tal zu sehen und nichts zu hören als das stille Weben in der Luft und das Läuten des Viehs", aber im gleichen Brief an Waldau, der diesen Frieden schildert, erwacht der Leiter der augenärztlichen Privatklinik in Berlin in ihm und es ergeht die Aufforderung: ,,Schreib mir über das Ergebnis der Berliner Geschäfte, Zahl der Neuen, das Befinden der mir noch bekannten Patienten."

Graefe, nicht von altem Adel, sondern väterlicherseits einem sächsischen Bauerngeschlecht entstammend, hatte ein ausgeprägtes soziales Verantwortungsgefühl und empfand sich, obwohl er die Gepflogenheiten seines Milieus mitmachte, doch in mancher Hinsicht im Gegensatz zur Haltung des Establishments. So bezeichnet er sich einmal als einen braven Vorkämpfer der dritten Gattung, ,,der die faulen Glieder auf den Polstern der ersten in der Postkutsche streckt". Zum Treffen zu einer Alpenwanderung bestellt er die Freunde ausdrücklich in den Wartesaal dritter Klasse von Kaufbeuren. Als er in Baden-Baden schwerkrank darniederliegt, gedenkt er des armen Pleuritikers, ,,der in irgendeinem Hospitale liegt und keine andere Freude hat, als von seinem Arzte täglich beklopft zu werden". ,,Bei solchen Gedanken empfand ich lebhaft das hohe Glück, von so viel aufopfernder Liebe gepflegt zu sein und auch physisch alle erdenklichen Komforts zu genießen." Auch in der gelegentlichen Feststellung: ,,Fast zwei Fünftel der Armen, die zu mir kommen, sind bereits auf einem Auge unglücklich extrahiert oder rekliniert, die meisten so verhungert, daß von einer anderen Nachbehandlung als guter Nahrung kaum die Rede sein kann", kommt der soziale Graefe zu Wort. 1868, endlich zum Ordinarius für Augenheilkunde ernannt, schreibt er in bitterer Ironie: ,,Zum Lachen war es mir, als nach Jüngkens Abgang mich der Minister zum Chef der nunmehr abzuzweigenden Augenklinik ernannte, als ob nur etwas einer Augenklinik ähnliches in einem Krankenhaus zu erreichen sei, in welchem dem erblindenden Proletarier bei seiner Aufnahmepetition die Alternative zwischen Erlegung eines 100-Taler-Scheines oder eines Fußtrittes gestellt wird." Das klingt geradezu revolutionär. Sollten nicht auch das lange Haar und der Bart, die etwas lässige Kleidung, Graefes Nichtkonformismus, über den sich die Mutter Sorgen machte, äußerlich bekunden?

Selbst während seiner Militärzeit im 2. Garderegiment zu Fuß hat sich Graefe seinen Bart nicht abnehmen lassen. Möglich, daß er auch deswegen vorwiegend zum Dienst im Krankenzimmer kommandiert wurde.

Während seines Pariser Studienaufenthaltes wohnt die Familie Graefe — Mutter und Schwester bilden mit Albrecht auch in der Fremde oftmals eine recht innige Familiengemeinschaft — feudal in einem 5-Zimmer-Appartement des Hotels Montmaurency am Boulevard des Italiens. „Außerdem gibt es ein Stübchen für die Kammerjungfer." Der junge Graefe verfügt über Salon und Schlafzimmer. Gerade solcher Wohlstand, den er zwar akzeptiert, aber vielleicht wie ein Unrecht empfand, macht verständlich, daß Graefe, der 1852 nach Berlin zurückkehrt und zusammen mit Waldau zunächst in der Behrenstraße ein Ambulatorium eröffnet, inseriert: „Unbemittelte Augenkranke behandelt unentgeltlich Dr. A. von Graefe."

Wie weit galten des jungen Graefe Interessen dem, was man zu jener Zeit in Paris an Literatur, Kunst und Theater in so reichem Maße genießen konnte? Das stand ganz im Hintergrund, wurde vom Mittelpunkt seines Interesses zur Ophthalmologie verdrängt. Das blieb auch offensichtlich zeitlebens so. Abends gehen die Seinen ins Theater. „Wo es tunlich ist, drücke ich mich." Von Heine, der damals Ergreifendes schaffend zu Paris in seiner Matratzengruft lag und mit dem Graefe ein europäisch-kosmopolitisches Denken gemein hat, hören wir in Graefes Briefen kein Wort. Die Bemerkung: „Wir lesen etwa von Hoffmann, Humboldt etc." bietet eine merkwürdige Paarung und spricht weder für besonderen literarischen Geschmack, noch für tieferes Interesse an Dichtung und Literatur. Dafür macht Graefe in sympathisch jugendlichem Übermut hie und da, zusammen mit der geliebten Schwester Wanda, „irgend eine Blödsinnsfahrt in die Umgebung von Paris".

Es ist schwer vorstellbar, daß Graefe das europäische Schicksalsjahr 1848 in Paris nicht bewußt erlebt hat. Doch ist man erstaunt, damals zu hören: „Mama, die sich für die Verhältnisse in der Republik sehr interessiert, liest viele Zeitungen"; das tat Graefe offensichtlich nicht, obwohl Paris gerade die blutig unterdrückte Februar-Revolution hinter sich hatte, die mit dem Sieg der bürgerlichen Nationalversammlung über die revoltierenden Arbeiter ihren Abschluß gefunden. Auch später ist in Graefes Briefen weder von Louis Napoleons Staatsstreich, weder vom Krim-Krieg noch von der Auseinandersetzung Preußens mit Österreich 1866 etwas zu hören. Weder die zweite Restaurationszeit bis zur Gründung des Kaiserreichs in Versailles noch die Eroberung Deutschlands durch Preußen haben ihm eine manifeste Stellungnahme entlockt. Für das junge Deutschland war damals „der Zeitgeist" das gültige Schlagwort; man wollte so ausdrücken, was mehr oder weniger alle empfanden.

Diesen Zeitgeist spürt man bei Graefe nur mittelbar im sozialen Tun. Stand vielleicht dieser ungewöhnliche Mann in gewisser Hinsicht über diesem Zeitgeist? Ähnlich wie Heine, der die Geschichte Europas vieler Jahrzehnte intuitiv vorausgesehen hat. Auch mit Goethe ist Graefe, jedem nationalen Chauvinismus abhold, in seiner zeitlos kosmopolitischen Haltung vergleichbar. Goethe hat scheinbar gleichgültig dem Zusammenbruch des Reiches unter den Schlägen Napoleons zugesehen und für die Nation Deutschland eine schlechte Prognose gestellt: ,,Eine Nation zu bilden hofft ihr Deutsche vergebens, bildet statt dessen, ihr könnt es, freier zu Menschen euch aus." Zu einem von nationalen Gefühlen weitgehend freien Menschen hat sich Graefe entwickelt, seiner geistigen Anlage gemäß, seiner Hingabe zur Augenheilkunde entsprechend, auf das Wesentliche auch gewiesen durch die immer wieder aufflackernde schwere Krankheit, die ihn von 1861 an nicht mehr verlassen sollte. Graefes anteilnehmender selbständiger Geist hat sicherlich das zeitgenössische Geschehen registriert, und er ist wohl zumeist mit der Entwicklung im Vaterlande wenig einverstanden gewesen. Das geht etwa aus einem Briefe — 1863 — an Horner hervor, wo es heißt: ,,Wir leben weder in einem republikanischen Staate, worin gemeine Interessen sich durch offenes Wort und Schrift Luft machen, noch überhaupt in vernünftig regiertem Staate, wo anerkannte Fachmänner, welche die allgemeine Stimmung zu Vertretern der Sache macht, Aussicht haben, Gehör nach oben zu finden. Wir leben in einem militärisch-bürokratischen Staate, wo das Bestehende mit aller Verachtung fachlichen Fortschrittes aufrecht erhalten wird."

Aber politisch betätigen wollte er sich nicht, das hielt er wohl für aussichtslos. Seine große ärztliche Arbeit, sein forschender Geist, aber auch die Sorge um seine Arbeitskraft und um seine Familie, wo Krankheit und Tod immer wieder Einzug hielten, mag ihn davon abgehalten haben, darüber zu sprechen und zu schreiben.

Fazit des Pariser Aufenthaltes für Graefe: ,,Der Abschied wird mir nicht leicht, da mir in wissenschaftlicher Beziehung ein herrliches, freies und ergiebiges Leben lockend sich in meinen Weg legte."

Nach Paris, London. Er wohnt dort gemeinsam mit den beiden älteren Brüdern Carl und Viktor. Hier trifft er erstmals Donders und schreibt: ,,Ich habe erst zwei oder drei wahre Gelehrte gefunden, Arlt und Jaeger, zu denen ich Donders entschieden rechnen muß." Es beginnt mit Donders eine zunächst im wissenschaftlichen Bereich tätige fruchtbare Freundschaft. Über die englische Wissenschaft äußert sich Graefe, es sei nur ein kleiner Kreis, aber ausgezeichnet durch eisernen Fleiß und durchdringende Wirklichkeit. Freilich vermißt der sensitive Graefe die französische Grazie und Spiritualität. Er findet: ,,Die englischen Ärzte zeichnen sich durch ihre große Kollegialität gegen Fremde und auch

— o Wunder — unter sich, vor Deutschen und Franzosen aufs Entschiedenste aus." Der Mann mit diesem klaren Urteil ist 23 Jahre alt.

In den großen Städten sind konventionelle Bädeckeriaden sein Geschmack nicht. Das gilt für Paris und London so gut wie für Florenz. „Ein Herumjagen nach den Merkwürdigkeiten einer großen Stadt würde mich baldigst moralisch umbringen." Graefe sehnt sich neben der Arbeit nach Stille, nach den Bergen und nach mitempfindenden Wandergesellen. Auf seinen Ferienfahrten braucht er Resonanz.

Graefe ist ein hilfsbereiter Freund; er selbst bedarf der Freundschaft, braucht Wärme, Mitempfinden, Anhänglichkeit, Bestätigung. Waldau ist wohl der Einzige, den man im eigentlichen Sinne seinen Freund nennen kann. Lange Jahre waren die beiden unzertrennlich; bis zur Verheiratung haben sie zusammen gewohnt und Freud und Leid brüderlich geteilt. Graefe hat die herbe, selbständige Persönlichkeit Waldaus wohl auch als Ersatz für den früh verlorenen Vater empfunden.

Wie soll man die mit der Zeit kühler werdende Beziehung verstehen? Wahrscheinlich hat Waldau die geistige Dominanz Graefes und wohl auch dessen materielles Gönnertum auf die Dauer schwer ertragen. Jedenfalls ist er mehr und mehr eigene Wege gegangen, freilich ohne den Kontakt ganz abzubrechen. Die fachliche Zusammenarbeit blieb. 1862 schreibt Graefe: „Die tiefe Erschütterung, welche mir manchmal Dein schroffes Entgegentreten verursacht, muß Dir beweisen, wie unendlich ich darunter leide, stellenweise von Dir verkannt und für einen Phrasenmacher gehalten zu sein." Die für Graefes Wesen so aufschlußreiche Korrespondenz bricht offenbar weitgehend ab.

Was Graefe menschliche Verbundenheit bedeutete, zeigt ein Brief an Waldau: „Was sind doch Güter des Lebens, Ruhm, Verehrung und was sonst den Menschen reizt, gegen das Glück, welches Freundschaft und Liebe uns entgegenbringen; ohne diese darbt die Seele. Der Mensch ist überhaupt nur durch den Menschen." Wenn Graefe diesen Brief überschwänglich schließt: „Komm bald in die Arme Deines ewig treuen Droll", so sind aus solcher Äußerung in einer Phase der Spätromantik, der Graefe trotz realistischen Zügen in seinem Wesen auch angehört, nicht falsche Schlüsse zu ziehen.

Waren Arlt, Donders und Horner Graefes wirkliche Freunde? Gerade diese drei Männer hat Graefe hoch geschätzt, seinen Lehrer Arlt hoch verehrt. Bewunderung und Dankbarkeit verband ihn mit allen Dreien; aber sein Kontakt bezog sich vorwiegend auf den wissenschaftlichberuflichen Bereich. Als er mit Arlt auf einer Wanderung im Berner Oberland ist, schreibt er: „Arlt gebricht es in vieler Beziehung an Anregung, allein er hat der guten Eigenschaften zuviel, um ihn nicht einen sehr willkommenen Begleiter zu nennen; auf längere Zeit muß ich mehr verlangen, einen wahrhaft sympathischen Verkehr." Den konnte der trockene Arlt nicht bieten.

Über Donders äußert sich Graefe nach einer Wanderung bei Chamonix: „Donders mächtiges Genie habe ich recht bewundern gelernt; es ist unglaublich, was für umfassende Kenntnisse und Anschauungen dieser Mensch hat. Bald muß ich mehr sein Gedächtnis, bald mehr sein Urteil, bald mehr sein produzierendes Vermögen anstaunen. Ich fühle mich ihm gegenüber in geistiger Beziehung unendlich klein und suche der hieraus resultierenden Depression dadurch Luft zu machen, daß ich ihm nach Kräften ablerne. Mit dem ist nicht gesagt, daß er in gemütlicher Hinsicht mein Ideal ist; bei perpetuierlichem Umgang würde ich nicht in rückhaltlose Intimität zu ihm kommen." Donders war eine völlig unromantische Natur. Ähnlich ist offenbar die Beziehung zum Zürcher Ophthalmologen Friedrich Horner gewesen.

Mit den Jahren und der Distanz zu Waldau hat sich die Beziehung zu Donders doch zu einer in vielen menschlichen Bereichen gültigen Freundschaft entwickelt; die beiden haben sich nicht nur ihre fachlichen Sorgen mitgeteilt.

In enge Relation ist Graefe auch zu Jakobson getreten, allerdings hat er mit ihm hauptsächlich ophthalmologische Probleme diskutiert und über seinen Kampf für das Selbständigwerden der Ophthalmologie korrespondiert.

Der mitfühlende Graefe zeigt sich, als er des kranken Gefährten Ritter gedenkt und Waldau auf seine Kosten alle nötigen Maßnahmen treffen läßt. „Man möge dem kranken Freunde den echten Trost, die Ruhe der Liebe und die Macht der Hoffnung schenken. Du kennst mich genug, um zu wissen, was mir das Geld ist."

Graefe konnte auch sehr zielstrebig sein und war ein ausgezeichneter Organisator, selbst für das Planen alpinistischer Bergfahrten. Für ein Rendezvous am Rhonegletscher gibt er Waldau den genauesten Fahrplan. Bei der Übersendung des von ihm gegründeten „Archiv für Ophthalmologie" erteilt er differenzierteste Anweisungen für die Dedikationen der ersten Exemplare an Lehrer, Freunde und Schüler.

Sinn für Organisation und Führungsqualitäten machen verständlich, daß er 1858 erster Vorsitzender des Vereins Berliner Ärzte geworden ist und daß man ihm später das Präsidium der Berliner Medizinischen Gesellschaft übertragen hat. Wir begreifen, daß nicht nur seine Leistung als ophthalmologischer Diagnostiker und Operateur, sondern auch die Sicherheit seines Auftretens, die Eloquenz seiner freien Sprache und der Charme seiner gewinnenden Persönlichkeit ihn zum Kongreß-Präsidenten prädestinierten. Auf dem Internationalen Ophthalmologen-Kongreß in Paris wird er einstimmig zum 1. Präsidenten gewählt. Er selbst konnte allerdings solchen Massenveranstaltungen wenig abgewinnen. In Brüssel ist sein Fazit: „Nichts gelernt, viel schwadroniert, vergiftete Restaurant-Diners genossen." Den Kongreß in Paris eröffnet er als «Président, gardien du temps de tous. Je conjure les membres du congrès d'avoir devant les yeux ce prix inestimable du temps et de se rappeler constamment l'importance de l'assemblée devant laquelle ils parlent. Ils devront se montrer judicieux dans le choix de leurs sujets, sobres dans la manière de les traiter, concis dans le développement des questions», und er schließt: «je m'imposerai le devoir scrupuleux, quoique si difficile à remplir, de faire exécuter le règlement, sauvegarde de cet emploi du temps.» Bei der von ihm ins Leben gerufenen Heidelberger Versammlung der ophthalmologischen Freunde brauchte Graefe das nicht zu sagen. Heute stünde die Pariser Einführung jedem Präsidenten größerer Kongresse wohl an.

Graefes unermüdliche ärztliche Arbeit, sein Unterricht, der einem kleinen Kreis künftiger Ophthalmologen galt, sein Tagesablauf, der sich bis spät in die Nachtstunden erstreckte, ist Ihnen sicherlich bekannt. Graefe hat einerseits induktiv gearbeitet, dank einem bald aus ganz Europa zuströmenden Krankenkreis, auch dank seiner großen Armenpraxis, Erfahrungen sammelnd. Andererseits waren ihm deduktive Fähigkeiten, aus pathophysiologischen Grundlagen mögliche Lösungen zum Verständnis eines Krankheitsbildes zu gewinnen, in gleichem Maße gegeben. Als Graefe sein reformatorisches Werk begann, sagt Jakobson, sei es nicht nur im Augenhintergrund dunkel gewesen. Überall gab es altes Unkraut auszujäten und neue Saaten zu verbreiten, die fast beispiellos schnell Früchte tragen sollten. Seine Beobachtungen und Folgerungen hat Graefe in dem von ihm gegründeten Archiv niedergelegt. 150 wissenschaftliche Arbeiten sind Zeugen seines Schaffens. Dabei ist ihm Wissenschaft immer Mittel zum Zweck; die Therapie, das Helfen sind ihm maßgeblich.

Lange Zeit war es dem schon 1852 Habilitierten nicht gestattet, Vorlesungen am schwarzen Brett anzukündigen. Prüfen durfte er nicht. Die Studenten fehlten. Dabei sah Graefe den Unterricht in Ophthalmologie als integrierenden Bestandteil der medizinischen Schulung, verlangte für alle Ärzte gleiche Kenntnis vom Auge wie etwa von der Pathologie des Herzens. Das Selbständigwerden der Ophthalmologie in Preußen hat Graefe nicht mehr durchsetzen können.

Wie selbstkritisch Graefe dachte, zeigt ein Brief an Jakobson: „Man redet sich selbst so leicht in gewisse Standpunkte hinein und braucht es, daß ein Anderer einen herausredet." Schon der 25jährige ist imstande zu sagen: „Ich habe Ehrgeiz, der sich im Gewühle des Berliner Lebens unbewußt zu einer ungeahnten Höhe steigern mag. Es bedarf aber nur einiger Tage unter freiem Himmel, um auf den legitimen Weg zurückzukommen."

Legitim ist für Graefe vor allem zu lernen, zu begreifen, zu helfen. „Lernen ist und bleibt die edelste erbauliche Tätigkeit des Geistes, Lehren ist nur ein notwendiges Übel." Dabei hat Graefe in kleinem Kreise — wir würden heute von Gruppenunterricht sprechen — als hervorragender Lehrer gewirkt.

Jakobson sagt von ihm: „Wieviel Schwächen mag er gehabt haben, aber sie gehörten ihm nicht, sie waren ein Akzidens, das mit der Individualität nichts zu schaffen hatte. Galt es medizinischen Dingen, so war keiner, der lebhafter teilnahm, lieber lernte und nie satt wurde. Fragezeichen am Ende, Probleme über Probleme, Analogien aus allen Ecken der Wissenschaften. Graefes übersprudelnd produktive Improvisatorennatur hielt es für Verschwendung, neue Gedanken unfixiert sich verflüchtigen zu lassen, deshalb hatte er immer einen Schreiber, dem er in freien Stunden diktierte, was ihm einfiel. So entstanden die meisten Abhandlungen, fertig geboren aus Notizen, die ein Assistent der Klinik nachstenographierte." Doch der Unterricht dieses Mannes eignete sich nach dem Urteil der Fakultät nicht für Studenten, sein Fach nicht für eine Vertretung in der Fakultät. „Solange der arme Graefe gelebt hat", sagt Jakobson, „hat man ihn nichtswürdig behandelt und in seinen Unterrichtsbestrebungen gehemmt. Als sie ihn aber mit Pomp begraben hatten und ihn glücklich losgeworden waren, da mußte auch das Ordinariat mit ihm ins Grab." Man versteht Graefe, wenn er einmal, verbittert über erfahrene Lieblosigkeit sagt: „Dank können nur Neulinge im Leben erwarten, auf Anhänglichkeit zu rechnen wäre Torheit."

Darf ich abschließend und zu den weiteren Referaten überleitend aus einem Aufsatz Jakobsons über Graefe zitieren: „Immer werden spätere Generationen, um das geistige Wesen des außerordentlichen Mannes zu erkennen, welche in einem Alter, in dem wir Anderen mit Zagen die ersten selbständigen Schritte zu wagen pflegen, schon der Reformator der Augenheilkunde geworden war, sich in das Studium seiner Originalarbeiten versenken müssen."

Was im letzten Lebensdezenium der schließlich zum Morphin greifende Phthisiker körperlich und seelisch angesichts schwindender Kräfte gelitten hat, ist schwer vorstellbar. Aber gerade, daß er sein schweres Schicksal mit so erstaunlicher Tapferkeit trug, daß Graefe sich als Mensch bewährte, das ist vielleicht die noch größere Leistung als sein grundlegendes ophthalmologisches Werk. Seine Menschlichkeit macht ihn uns so sympathisch, bringt uns den hervorragenden Beobachter, den kritisch-pathophysiologisch denkenden Mediziner, den ebenso geschickten wie wagemutigen Operateur, den ungewöhnlichen Didakten, den ausgezeichneten Organisator, den hilfsbereiten Arzt in wärmende Nähe. Sie, meine Damen und Herren, diese Wärme seiner Persönlichkeit, die Tragik seiner ruhelos fruchtbaren Existenz, in freilich nur andeutender Weise spüren zu lassen, war mein Anliegen.

## Literatur

Axenfeld, Th.: Zum Gedächtnis an Albrecht von Graefe. Festrede. Stuttgart: Enke 1928.
Bader, A.: Friedr. Horner in den Briefen seiner Freunde. Klin. Mbl. Augenheilk. **89**, 383 (1932).
Friedell, Egon: Kulturgeschichte der Neuzeit. London-Oxford: Phaidon Press Ltd. 1947.
Greeff, R.: Briefe von Albrecht von Graefe an Adolf Waldau. Wiesbaden: Bergmann 1907.
Heynold-von Graefe, B.: Albrecht von Graefe. Mensch und Umwelt. München: Thiemig 1969.
Hippel, A. v.: Festrede. Ber. 33. Verslg. Ophthal. Ges. Heidelberg: 1907.
Hirschberg, J.: Geschichte der Augenheilkunde, Graefe-Saemisch, Handbuch 2. Aufl., Bd. XV. 1. Abt. Berlin, 1918.
Hoffmann-Axthelm, W.: Ber. Dtsch. Ophthal. Ges. Heidelberg 1968.
Jakobson, J.: Erinnerungen an Albrecht von Graefe. Königsberg: Koch 1895.
Mann, Golo: Deutsche Geschichte des 19. und 20. Jahrhunderts. Frankfurt a. M.: Fischer 1961.
Michaelis, E.: Albrecht von Graefe. Sein Leben und Wirken. Berlin: Reimer 1877.
Rintelen, F.: Zum Gedächtnis der antiglauk. Iridektomie durch Albrecht von Graefe. 1857. Medizinische **36**, 1261 (1957).
Schweigger, C.: Rede zur Enthüllungsfeier des Graefe-Denkmals. Berlin: Peters 1882.
Wewe, H. J. M., ten Doesschate, G.: Die Briefe Albrecht von Graefe's an F. C. Donders (1852—1870). Stuttgart: Enke 1935.
Woelfflin, E.: Zum 100. Geburtstag von Albr. v. Graefe. Albrecht v. Graefes Arch. Ophthal. **120**, 1 (1028).

Prof. Dr. Friedrich Rintelen
Universitäts-Augenklinik
CH-4056 Basel
Mittlere Straße 91

# Albrecht von Graefe und das Glaukom

HANS GOLDMANN

Universitäts-Augenklinik Bern (Emer. Direktor: Prof. Dr. H. Goldmann)

Eingegangen am 29. Dezember 1970

Von Graefe and Glaucoma

*Summary.* The path is retraced by which von Graefe came to define glaucoma as ocular hypertension and to introduce iridectomy as the healing procedure for acute glaucoma. Von Graefe did not stumble upon the idea of iridectomy by chance. This raises general question which the example of von Graefe's work can help to answer: how is medical progress possible at a time when anatomical and physiological knowledge is rather limited? This was so in von Graefe's time and still is, to a great extent.

Wir sind hier zusammengekommen, um des 100. Todestages Albrecht v. Graefes in einer Feier zu gedenken. Ich kann nur einen Zweck einer solchen Feier sehen: diese Stunden dazu zu benützen, dem Weg von v. Graefes Geist zu folgen, wie er zu dem gelangt ist, was uns an ihm mit Bewunderung erfüllt; wie er zunächst gebunden an die Vorstellungen seiner Zeit, in mühsamer Beobachtung und Gedankenarbeit über Irrtümer und Enttäuschungen zum schließlichen Erfolg kam. Daraus können wir lernen — aber es ist nie leicht gewesen, aus Geschichte zu lernen. Doch nur so kann das Gedenken an einen großen Mann uns wahrhaft bereichern, seiner würdig bereichern, statt uns zu einer romantischen Totenfeier zu verführen.

Über die Persönlichkeit v. Graefes hat Herr Rintelen gesprochen. Was v. Graefe für das Verständnis des Schielens geleistet hat, was er zur Entwicklung der Perimetrie beitrug, werden andere zu würdigen unternehmen. Die Herausarbeitung des Bildes und des Begriffes der Stauungspapille, die Verbesserung der Staroperation, sind an und für sich bedeutende Leistungen, die v. Graefe mit Recht ein Ruhmesblatt in der Geschichte der Augenheilkunde sichern. Seine Beiträge zur Klinik und seine Gedanken zur Entstehung der sympathischen Ophthalmie haben lange die Diskussion über dieses rätselhafte Leiden befruchtet. v. Graefes Beschäftigung mit der Basedowschen Krankheit hat seinen Namen in der Symptomatologie dieses Leidens verewigt. Das Archiv für Ophthalmologie, das seinen Namen trägt, war fast während eines Jahrhunderts die angesehendste Zeitschrift unseres Faches. Die Heidelberger Gesellschaft ist v. Graefes Gründung. Aber von dem, was v. Graefe in den 18 Jahren seiner augenärztlichen Tätigkeit geleistet hat, strahlt als unsterbliches Werk über alles: die Iridektomie zur Heilung des akuten Glaukoms und damit verknüpft die Umgrenzung der klinischen Bilder der verschiedenen Glaukomarten. Den Weg, den v. Graefe bis dahin ging, wollen wir nun genau verfolgen.

Wo soll ich beginnen? Als Student hat v. Graefe bei Jüngken Ophthalmologie gehört. Jüngken war ein naturphilosophisch gerichteter Mann; sein Lehrbuch der Augenheilkunde ist vielfach diffus, und war offenbar deshalb besonders beliebt. Bei v. Graefe hat er keine Spuren hinterlassen.

Kaum zum Doktor promoviert ging v. Graefe auf Reisen. Drei Länder haben erst jetzt den großen Arzt v. Graefe geformt: Österreich, Frankreich und England. Noch heute erfaßt mich tiefe Bewunderung, wenn ich das Lehrbuch der Augenheilkunde von Ferdinand Arlt, damals in Prag, zur Hand nehme: Die Sprache ist einfach und schön, die Einleitung ist eine noch heute gültige Abhandlung; sie warnt davor, Begriffe vor Tatsachen zu stellen und formuliert Grundsätze echter Statistik. Der Schüler soll selber nachdenken; er soll den Lehrer kontrollieren. Nicht einzelne Symptome, sondern ganze Krankheitsbilder werden abgehandelt. Jeder Krankheitsgruppe ist Anatomie und Physiologie der betreffenden Augenhaut vorangestellt; Krankengeschichten und Schilderungen pathologischer Präparate illustrieren jedes der erarbeiteten Krankheitsbilder. Von all dem ist bei Jüngken keine Rede. Der spricht von großen Zusammenhängen; was wir heute als pericorneale Injektion und als Medusenhaupt bei Glaucoma fere absolutum bezeichnen, wird als „Abdominalgefäße" und Zeichen einer sicheren Beteiligung der Bauchorgane an der sog. „Ophthalmia arthritica" betrachtet; Glaukom wird von dieser Krankheit getrennt auf *einer* Seite abgehandelt. Arlt hingegen schildert das akute Glaukom unter dem Namen „Chorioiditis ex dyscrasia venosa oder Ophthalmia arthritica bzw. Glaucoma" sehr gut, soweit dies ohne Augenspiegel möglich ist.

Hat v. Graefe bei Arlt in Prag die saubere, kritische, klinische und autoptische Beobachtung gesehen und exakte Operationstechnik bei ihm und dann bei den beiden Jäger in Wien erlebt, so bietet Desmarres in Paris v. Graefe die Möglichkeit, sich in chirurgischer Handfertigkeit am Auge praktisch zu vervollkommnen. In London lernt er dann Bowman und Critchet kennen, vor allem aber trifft er dort Donders, mit dem ihn seitdem enge Freundschaft verbindet. In Glasgow hört er den großen Makenzie, der sehr früh, so wie Fischer in Prag, auf die Drucksteigerung als *ein* Symptom des Glaukoms hingewiesen hat. 1850 kehrt v. Graefe nach Berlin zurück und läßt sich als Augenarzt nieder. 1851 teilt Helmholtz die Erfindung des Augenspiegels mit. Damit ist das Vorspiel beendet. Unser Thema „Von Graefe und das Glaukom" kann beginnen.

Zunächst ist, für v. Graefe „Glaukom" voll und ganz das, was Arlt als solches geschildert hat. Darum gebe ich hier verkürzt Arlts Symptomenschilderung der „Chorioiditis ex dyscrasia venosa oder Ophthalmia arthritica bzw. Glaucoma" wieder: Venenstauung an der Oberfläche, Anaesthesie der Cornea, Verfärbung der Iris, ihre Vordrängung, ungleich weite, starre Pupille, graugrüner Schein aus der Tiefe, rasche Erblindung unter Phosphenen, die typischen Schmerzen nach partiellen oder ausgedehnten Gefäßstauungen an der Augenoberfläche, tastbar erhöhte Bulbusspannung, Trübung des Kammerwassers. Prodrome werden von Arlt erwähnt. Später entwickeln sich Staphylome und Cataract. Das Ganze ist also das typische akute Glaukom. An pathologischen Präparaten — offenbar von alten absoluten Glaukomen — findet Arlt Verwachsungen im vorderen Teil der Uvea, Synechien und ausgedehntes seröses Exsudat zwischen Chorioidea und Retina. Daher kommt Arlt zu dem Schluß, daß es sich beim Glaukom um eine exsudative Entzündung der Chorioidea, mit Hyalitis handle. Wie schon die Benennung der Krankheit zeigt, wird sie als Teil eines Allgemeinleidens betrachtet. Wirksame Therapie gibt es nicht, Paracentesen erleichtern vorübergehend die Schmerzen. Das ist Bild und Vorstellung, von denen v. Graefe ausgeht. Auch v. Graefe hält in seinen ersten Arbeiten das Glaukom für eine Krankheit, hervorgerufen durch Faktoren, die außerhalb des Auges liegen. Mit dem Helmholtzschen Ophthalmoskop ausgerüstet stellt er (1) in Fällen, bei denen Einblick ins Auge möglich ist, fest, daß der von Arlt erhobene autoptische Befund eines massiven Ergusses zwischen Chorioidea und Retina *nicht* zum Bilde des Glaukoms gehört. Hingegen beobachtet man schon in frischen Fällen, wenn die Papille noch zu sehen ist, spontanen Arterienpuls auf ihr oder dieser kann in solchen Fällen schon mit leichtem Fingerdruck ausgelöst werden. v. Graefe bestätigt, daß zur glaukomatösen Amaurose eine eigentümliche Papillenveränderung gehört, die E. Jäger zuerst beschrieben hatte: Abknickung der Gefäße innerhalb eines Ringes an der hügelig *vorgewölbten* Papille, eine Fehldeutung der glaukomatösen Exkavation, der v. Graefe mit Jäger erliegt. v. Graefe weiß, daß Arterienpuls durch Druck aufs Auge erzeugt werden kann, aber auch sonst durch Behinderung der arteriellen Zirkulation. Da er bei der Sektion eines alten, an einem Auge an Glaukom erblindeten Mannes schwere sklerotische Veränderungen der Hirngefäße, besonders auch der Arteria ophthalmica findet, deutet er den Arterienpuls in erster Linie nicht als Folge der Augendrucksteigerung, sondern einer allgemeinen Gefäßerkrankung; für eine Zirkulationsstörung hält er auch die „Blähung des Nervenkopfes"; auch alle Veränderungen im vorderen Augenabschnitt wären „als Folgezustände der anormalen und beschränkten Zirkulation" zu betrachten. Dann kommt der vorsichtige Satz: „Ich weiß sehr wohl, daß diese Ansichten noch nicht genügend gestützt sind."

In einer weiteren Mitteilung (2) werden zunächst Fälle angeführt, in denen langdauernder Druck aufs Auge (z.T. mit nachweislichem Arterienpuls) reversible Erblindung hervorgerufen hat. Dann werden Fälle von Glaukom mit tastbar hartem Auge beschrieben, bei denen wiederholte Paracentesen zu vorübergehender Besserung der Augenspannung und zugleich damit fast sofort zur Verbesserung der Hornhautsensibilität, Andeutung von Irisbewegung und zu erheblicher passagerer Sehverbesserung geführt haben. Diese Beobachtungen lassen nun v. Graefe glauben, daß eine ganze Reihe von Glaukomsymptomen auf die Augendrucksteigerung zu beziehen ist, daß man also diese Drucksteigerung auf jeden Fall vor allem bekämpfen müsse.

Nun muß ich zwei Zwischenspiele einschalten. 1855 veröffentlicht v. Graefe (4) eine größere Arbeit über die Behandlung der chronischen Iritis und Iridochorioiditis. Er beginnt mit folgendem Gedankengang: Iritis ist meist eine lokale Erkrankung; heilt sie ohne Synechien ab, so rezidiviert sie kaum; bei geringer Synechienbildung rezidiviert sie selten, bei breiten Synechien häufig; bei Seclusio pup. führt sie oft zu Erblindung und Phthisis bulbi. Atropinanwendung ist ein ausgezeichnetes Mittel Synechien zu lösen, oft auch ausgedehnte, und führt häufig zu rascher Heilung der Iritis. v. Graefe kommt zu dem Schluß, ,,das Zurückbleiben hinterer Synechien, namentlich breiter und unausdehnbarer hinterer Synechien gibt die Hauptursache der Iritisrezidive" und weiter schreibt er ,,der Abschluß der Pupille ist der Ausgangspunkt der weiteren Komplikationen, in Sonderheit der chronischen Chorioiditis". Er macht klar, daß er genau Seclusio von Occlusio unterscheidet und von jener spricht. Bei der Occlusio hat man schon lange Coremorphosis, d.i. neue Pupillenbildung durch eine optische Iridektomie, vorgenommen, bei der Seclusio schien die Operation nicht am Platz. Nach den vorherigen Gedankengängen betr. der Nützlichkeit der Lösung von Synechien kommt nun v. Graefe dazu, die Coremorphosis auch bei Seclusio ohne Verschluß des Pupillargebiets mit Exsudat zu machen. Und nun kommt die Schilderung einer Reihe von Fällen mit Seclusio pup. und Iris bombata, mit schwersten Sehstörungen bei mehr oder weniger exsudatfreiem Pupillargebiet, bei denen v. Graefe entsprechend dem Gesagten eine Coremorphosis macht, um die Entwicklung der Iridochorioiditis durch Aufhebung der Synechien günstig zu beeinflussen: der Erfolg ist ausgezeichnet. Während der Operation stürzt ,,Exsudat" bei Eröffnung der Hinterkammer hervor, weil hinten der Exsudatdruck größer sei. Die Vorderkammer stellt sich wieder her; es schwinden nicht nur Schmerzen und Entzündungserscheinungen, sondern man findet erhebliche Visuszunahme, nicht etwa durch das künstliche Colobom hindurch, sondern nachweisbar durch das alte Pupillargebiet, wenn man das Colobom verdeckt. Es zeigt sich, daß all dies und dauernde Heilung der Iritis auch erfolgt, wenn bei der Operation der fest verwachsene Pupillarsaum der Iris *nicht* mit excidiert wird. Also kommt die Besserung nicht durch Verminderung von Synechien am Pupillarrand oder von Exsudat im Pupillargebiet zustande, sondern ist, so meint v. Graefe, lediglich auf die Besserung der Chorioidal-Komplikationen, auf Klärung des ophthalmoskopischen Bildes, also Abnahme der von der Chorioiditis erzeugten Glaskörpertrübungen zurückzuführen.

Sie wissen alle, daß es Fälle von Sekundärglaukom waren, die v. Graefe so operiert hat. Aber ich erinnere Sie, daß zu dieser Zeit für ihn Glaukom ein scharf umschriebenes Krankheitsbild mit weiter, nicht mit enger Pupille war, ohne vorausgehende lange iritische Vorgeschichte. Auch tritt bei Augen, die Iris bombata mit Zeichen beginnender Bulbusatrophie zeigen, durch die Coremorphosis öfter eine deutliche Besserung ein. Warum durch die Operation die Iridochorioiditis abheilt, weiß v. Graefe nicht; er glaubt, weil nun das Exsudat sich weniger staut, weil auch aus den Irisgefäßen das Exsudat besser in die Vorderkammer abfließen kann. Da bei zentralen Hornhautgeschwüren eine künstliche Pupillenbildung auf jeden Fall einmal notwendig wird, macht er sie jetzt à chaud und siehe da — der Prozeß in der Cornea wird günstig beeinflußt. Aber auch Durchbruch des Ulcus und Paracentesen wirken bei solchen Ulcera günstig, die Coremorphosis aber oft viel günstiger als Paracentesen. v. Graefe bemerkt, daß in diesen Fällen das erkrankte Auge länger deutlich weicher bleibt, als das gesunde Auge. Er glaubt das damit erklären zu sollen, daß durch Verminderung der Irisfläche weniger Kammerwasser abgesondert wird. Und nun ist er an einem Dilemma angelangt. Vorher hat er gesagt, daß durch die Operation bei Iritis mit Iris bombata sich aus den Irisgefäßen leichter und mehr Exsudatflüssigkeit in die Vorderkammer entleeren kann, jetzt daß weniger Kammerwasser abgesondert wird. Er weiß um den Widerspruch und schreibt später (5): „Es leiteten mich zu jener Zeit freilich nur sehr dunkle Heilideen." Denn wenn man beides bejaht, kann man alles erklären. Das ist ein Weg, auf dem in unklaren Fällen rhetorisch Begabte heute wie seit jeher Unklarheiten und Nichtwissen bewältigen. Der richtige Weg ist ein anderer. Ihn schlägt v. Graefe ein: mehr Material sammeln. Die Erfahrung hat ihn gelehrt, daß die Coremorphosis ein ungefährlicher Eingriff ist. Er versucht sie bei Iridochorioiditis nach oder mit Netzhautablösung: ohne Erfolg, bei Hydrophthalmus und Sclerochorioiditis posterior, d. h. bei hoher Myopie: ohne Erfolg; bei Iritis durch quellende Linsen: mit günstiger Wirkung. Er macht sie systematisch bei Linearextraktion der Katarakt mit günstiger Wirkung, indem Komplikationen von seiten der Iris vermieden bzw. vermindert werden. Er operiert Augen, die an Iridochorioiditis erblindet sind, wenn das 2. Auge eine beginnende Iritis zeigt und sieht sporadisch einen günstigen Einfluß auf das 2. Auge.

Nun kommt wieder ein wichtiger Schritt. Wohl hat v. Graefe seine Coremorphosis aus der Überlegung heraus begonnen, die Synechien müßten beseitigt werden, aber er hat gesehen, daß Stehenlassen des Pupillarsaums bei der Operation gegen Iris bombata (was er Iridochorioiditis nennt) am Erfolg nichts ändert, ja daß ein Versuch, bei einer brüchigen Iris den Pupillarsaum zu fassen, sogar gefährlich ist. Wenn nach zentralen Corneanarben noch klare periphere Hornhautpartien übrig sind, dann muß man jedes Stückchen klarer Hornhaut für die neue Pupille ausnutzen. Hat anderseits die Heilwirkung der Operation mit der Größe des entfernten Irisstückes etwas zu tun, so muß man viel ausschneiden. Beiden Wünschen entspricht am besten, wenn man die Coremorphosis so ausführt, daß man mit der Lanze skleral einsticht, so daß man im Kammerwinkel in die Vorderkammer kommt: man muß *eine Iridektomie*, eine möglichst basal beginnende Iridektomie machen, nicht nur eine Coremorphosis.

Das zweite Zwischenspiel beginnt mit Helmholtz' Erfindung des Augenspiegels. Sehr bald haben bedeutende Ophthalmologen die unerhörte Wichtigkeit dieser Entdeckung erkannt. Aber die Technik fiel zunächst schwer. Schon 1852 veröffentlichte Ruete eine Erleichterung der Methode, die Ophthalmoskopie im umgekehrten Bild mit einer feststehenden Apparatur; diese Methode und ihre Weiterentwicklung fand großen Anklang und viel Verbreitung. 1854 begann E. Jäger seine unvergleichliche Sammlung ophthalmoskopischer Bilder herauszugeben. Wie er und mit ihm v. Graefe die glaukomatöse Papillenveränderung deutete, haben wir bereits erwähnt, nämlich als Papillenschwellung, als Prominenz. Um diese Zeit wird in v. Graefes Klinik bei einem Kaninchen an beiden Augen ophthalmoskopisch eine merkwürdige Fundusveränderung gefunden, die Dr. Weber zur genaueren Untersuchung zugeteilt wird. Es handelt sich um das, was wir heute als Aderhaut- und Sehnervenkolobom bezeichnen. Die Abnormität wird verschiedenen anwesenden Augenärzten gezeigt. Die Herde werden bei der ophthalmoskopischen Untersuchung im umgekehrten Bild von den einen als Vertiefung, von den andern als Vorwölbung gesehen. Bei der Autopsie der Augen sieht man, daß es sich um eine Vertiefung handelt. Weber geht der Frage nach, wieso die Täuschungen bei der Beurteilung des ophthalmoskopischen Bildes möglich waren. Er weist auf die Bedeutung der monocularen Untersuchung, also das Fehlen der Stereopsis, auf die Wichtigkeit des Schattenwurfes, seiner Fehldeutung infolge der Bildumkehr hin. Die ungewohnte parallaktische Verschiebung verschieden tief liegender Objekte im Auge infolge der Bildumkehr wirkt in gleicher Richtung. Er zeigt, daß die Untersuchung im aufrechten Bild mit Scharfeinstellung der verschiedenen Fundusobjekte mittels Zusatzlinsen zwischen Beobachterauge und Ophthalmoskop die sicherste Methode zur

Beurteilung von Niveaudifferenzen am Fundus ist. Mit dieser Methode sieht v. Graefe sofort (3), daß die Glaukompapille keine Prominenz, sondern eine Exkavation ist. Fast zu gleicher Zeit teilt H. Müller autoptische Befunde von Papillen alter Glaukomaugen mit und beschreibt, über jeden Zweifel erhaben, die glaukomatöse Exkavation der Papille. Keine Blähung des Papillenkopfes durch Zirkulationsstörung ist das, vielmehr ein Befund der am ehesten durch Hinauspressen von Papillengewebe erklärt scheint. Die übrigen Symptome des Glaukoms können nicht Folge der Papillenveränderung sein. Hat man Gelegenheit sehr früh bei einem akuten Glaukom die Papille zu sehen, so besteht zwar Arterienpuls oder ist leicht hervorzurufen, die Exkavation ist aber noch nicht vorhanden. Aber alle Symptome lassen sich auf einen Nenner bringen: nämlich die *Augendrucksteigerung* (5), die Stauung der skleralen Venen, die Abflachung und Sensibilitätsstörung der Cornea, das Vorpressen der Iris, die Ciliarneurose, die Irisveränderung, die Sehstörung, der Arterienpuls, und nun auch die Exkavation. Der große pathogenetische Schritt ist getan: Die Drucksteigerung *ist* das Glaukom; nicht nur *ein* Symptom der Krankheit, wie Makenzie und Fischer meinten, nicht nur ein Symptom, das viele andere Symptome des Glaukoms bedingt, wie v. Graefe früher meinte, sondern das Glaukom selbst. Ist das wirklich so ? Sicher, für das voll entwickelte akute Glaukom und seinen Ablauf, bei dem sich die Exkavation erst im Laufe der Erkrankung entwickelt. Bei einer Form die alle Symptome mitigiert zeigt, mit vom Anbeginn der Untersuchung vorhandener Exkavation läßt sich ebenso palpierend die Augendrucksteigerung erkennen; ebenso während prodromaler Anfälle. Aber es gibt eine Erkrankung, bei der ohne andere Symptome die Exkavation gefunden wird, mit Gesichtsfeldverfall bis zur Erblindung. Palpatorisch ist keine Drucksteigerung zu erkennen. Das ist offenbar eine andere Krankheit. So kommt v. Graefe zur Einteilung: akutes inflamatorisches Glaukom, chronisches Glaukom und Amaurose mit Sehnervenexkavation.

Ist bisher Gedankengang und Beweisführung von vorbildlicher Klarheit, so merkt man die Unsicherheit, wo sich v. Graefe der Frage nach der Ursache der Drucksteigerung zuwendet. Es kann nur Exsudation sein, also Entzündung, eine Chorioiditis. Beim akuten Glaukom sieht man klinisch Entzündungserscheinungen; pathologisch-anatomisch ist die Chorioiditis allerdings nicht nachzuweisen. Schwierig wird es, die Hypothese beim chronischen Glaukom aufrechtzuerhalten. Es wird der Vergleich zur Chorioiditis serosa gezogen. Bei der Amaurose mit Exkavation bleibt zunächst der Trost, es sei eine ganz andere Krankheit.

Jedenfalls handelt es sich nicht nur um eine lokale Manifestation eines Allgemeinleidens, wie man früher annahm, sondern um eine *lokale* Erkrankung des Auges, wenn auch allgemeine z. T. atheromatöse Prozesse mit im Spiel sein mögen. Die Krankheit muß daher lokal behandelt werden. Die Iridochorioiditis, die der Erkrankung nahe steht, wird durch Atropin günstig beeinflußt. Bei Glaukom wirkt Atropin nicht. Paracentesen haben Erfolg, aber nur vorübergehend. Die Iridektomie hat sich für hintere Chorioiditiden oft sehr günstig erwiesen, das Sehvermögen bei Seclusio pup. durch Verbesserung der hinteren Augenerkrankung verbessert. Nun macht v. Graefe noch die Erfahrung, daß partielle Hornhaut- und Sclerastaphylome durch Iridektomie, selbst ohne Abtragung der Staphylome zum Rückgang gebracht werden können, während Abtragen der Staphylome allein nicht hilft. So versucht v. Graefe die Iridektomie in der früher geschilderten Weise beim akuten Glaukom — mit durchschlagendem Erfolg (5). Sie hilft bei prodromalem Glaukom immer, selbst wenn sie nicht kunstgerecht ausgeführt wird; im Anfall immer, wenn sie breit und bis in den Kammerwinkel erfolgt, bei chronischem Glaukom weniger sicher, ob sie bei Amaurose mit Exkavation etwas hilft, ist zweifelhaft.

Was weiter folgt (6, 7, 8, 12) ist rasch erzählt. v. Graefe erkennt, daß jene Erkrankungen, bei denen die Coremorphosis so viel mehr geholfen hat als künstliche Pupillenbildung erwarten ließ, Glaukome, sekundäre Glaukome sind (6). Donders und Haffmann zeigen, daß sich bei der Mehrzahl der Fälle von Amaurose mit Sehnervenatrophie doch der Zusammenhang mit Drucksteigerung nachweisen läßt und nennen die Erkrankung Glaucoma simplex. Bei ihr sind gar keine Zeichen einer Chorioidalentzündung zu finden und Donders glaubt, daß die Erkrankung durch Drucksteigerung infolge Neurose der sekretorischen oder Osmose-verändernden Ciliarnerven entstehe. Das glaubt ihm v. Graefe nicht recht und bleibt bei der Chorioiditis, die ihm Donders nicht glauben will. Aber über die Bedeutung der Drucksteigerung für das klinische Bild des Glaukoma simpl. sind sich beide rasch einig (9). Nun kann v. Graefe das Glaukom definieren (9, S. 279): Der „semiotische Begriff des Glaukoms ... wurzelt in der Vermehrung der intraocularen Spannung mit Rückwirkung auf die Funktionen des Sehnerven resp. der Netzhaut." Diese Definition gilt noch heute.

Der sehnliche Wunsch nach einem Instrument zur objektiven Spannungsmessung des Auges erfüllt sich Donders und Graefe nicht und sie müssen fortfahren nach Bowman ein, zwei und drei Pluszeichen für die Höhe des geschätzten Druckes aufzuschreiben. v. Graefe beschreibt (12) noch eine Reihe seltener Glaukomformen, wie das maligne Glaukom, das er als seltene Komplikation nur nach Iridektomie in Glaucoma simpl.-Fällen beobachtete. Dies und die verschiedene Wirkung der Iridektomie bei der Erkrankung lassen ihn auf Heterogenität der als Glaucoma simplex zusammengefaßten Fälle schließen. Er kennt Glaukom bei Hydrophthalmus, meint aber, jenes sei Folge des Hydrophthalmus. Erst langsam wird in den nächsten Jahrzehnten der Zusammenhang klargestellt. v. Graefe kennt die Heredität von inflamatorischem Glaukom. Immer wieder betont v. Graefe die Wirksamkeit der lege artis ausgeführten Iridektomie. In den Arbeiten bis 1869 ist noch eine staunenswerte Fülle von Material zusammengetragen; trotzdem ist man noch weit von einer Klärung des Glaukomproblems entfernt.

Neue Schwierigkeiten zeichnen sich ab: war schon das Glaucoma simplex eine Erkrankung, die der Entzündungstheorie des Glaukoms sehr zu schaffen machte, so stellte v. Graefe bald fest, daß Atropin, das ausgezeichnete Mittel gegen Iridochorioiditis, nicht nur bei Glaukom versagt, sondern Glaukomanfälle provozieren kann (11). Eine für uns Nachgeborene besonders lehrreiche Sache ist es, daß v. Graefe sich 1863 mit der Wirkung des Extraktes der Calabarbohne, also des Physostigmins beschäftigte (10), dessen Wirkung auf das Auge vorher Fraser und Arpyll Robertson festgestellt hatten. v. Graefe beobachtet die Pupillenverengerung, den Akkommodationskrampf und die vorübergehende Aufhebung der Atropinwirkung. Er sieht, daß es sogar die weite Pupille des Glaukomanfalls verengen kann und benützt es zur Erleichterung der Iridektomie — aber daß es augendrucksenkend wirken kann, darauf kommt er bis 1870 nicht. Der psychische Druck, die Entzündungstheorie zu verlassen ist noch nicht groß genug, vor allem fehlt noch eine überzeugende Alternative. Die Antithese Atropin-Pupillenerweiterung-Drucksteigerung gegen Physostigmin-Pupillenverengerung, also eventuell Drucksenkung, existiert für ihn nicht, nur der Komplex Atropin-Entzündungshemmung, mit dem er beim Physostigmin nichts assoziativ verknüpft. Lange beschäftigt v. Graefe die Diskrepanz zwischen Exkavation und Gesichtsfelddefekten, das Unbefriedigende an der Hypothese, es rissen durch den Druck Nervenfasern am Rande der Exkavation. Dann endet allzufrüher Tod die Arbeiten über Glaukom.

Um die Leistungen v. Graefes besser beurteilen zu können, müssen wir kurz auf den zeitgenössischen Stand des Wissens um die Dinge eingehen, die für das Verständnis des Glaukoms eine Rolle spielen. v. Graefe hält bis zuletzt an der entzündlichen Genese der Erkrankung fest. Dabei verwendet er abwechelnd für dasselbe die Wörter „Exsudation" und „Sekretion". Einmal spricht er davon, daß veränderte Resorptionsverhältnisse auch eine Rolle für die Entstehung der Drucksteigerung spielen könnten. Donders spricht von Gefäßneurose und das Wort „Osmose" fällt. Nun: 1858 erscheint Virchows Cellularpathologie — v. Graefe hat übrigens in diesem Jahr Virchows Vorlesungen besucht. Aber bei Virchow ist fast nur von cellulären Vorgängen bei der Entzündung die Rede. 1867 veröffentlichte Cohnheim seine klassischen Experimente über Entzündung, in denen das erste Mal die exsudativen Vorgänge genau beobachtet werden. Erst kurz vor seinem Tod beschäftigt sich v. Graefe mit Cohnheims Untersuchungen. Die histologischen Färbemethoden stehen in ihren zaghaftesten Anfängen und werden erst später entwickelt. Bei v. Graefe konnte also von einem scharf umrissenen Entzündungsbegriff keine Rede sein. 1877 macht Pfeffer die grundlegenden Versuche über Osmose. 1887 publiziert van't Hoff ihre Theorie. 1896 teilt Starling sein Gesetz mit, das Transsudation und Resorption verbindet. Die Vorgänge bei Sekretion hatte Carl Ludwig an den Speicheldrüsen bereits aufzuklären begonnen, aber Heidenhains Grundversuche, die später zum Begriff des aktiven Transportes führten, kommen erst in den 90er Jahren des vorigen Jahrhunderts. der Schlemmsche Kanal war zu Graefes Zeiten bekannt — als Vene. 1870 findet Schwalbe durch Injektionsversuche, daß durch ihn Substanzen aus der Vorderkammer abgeführt werden. 1876 entdeckt Knies an glaukomblinden Augen die Kammerwinkelsynechie. 1877 findet Laqueur die drucksenkende Wirkung des Physostigmins. Erst 1885 beschreibt Maklakoff das erste brauchbare Tonometer.

Sie sehen, alle Grundlagen für eine rationale, zusammenhängende Aufklärung der glaukomatösen Drucksteigerung fehlten 1857, als v. Graefe die heilende Wirkung der Iridektomie mitteilte. War es also der reine Zufall, der ihm die große Tat zuspielte ? Oder liefern uns die Arbeiten v. Graefes ein Modell, wie man auch bei beschränkten Kenntnissen — und aktuelle Kenntnisse sind immer beschränkt — zu wichtigen Fortschritten kommen kann ?

Aus unserer Verfolgung des Weges bis zur Iridektomie bei akutem Glaukom läßt sich diese Frage klar beantworten. Es war kein Zufall. Wir können die Etappen nachzuzeichnen versuchen. Zuerst ein genau umschriebenes Krankheitsbild: Makenzie, Arlt und v. Graefe umreißen scharf das akute Glaukom. Dann Erkenntnis des Grundsymptoms, aus dem alle andern folgen: die Drucksteigerung. Dieses Grundsymptom muß bekämpft werden. Die Lösung dieser Aufgabe kann durchaus von Untersuchungen kommen, die in ganz andere Richtung gehen. Man muß aber sozusagen auf der Lauer liegen. Die Arbeit über Coremorphosis zeigt neu die wichtigste Seite von v. Graefes Forschernatur: Er macht eine Hypothese, als deren Folge er eine Operation ausführt (ein Experiment). Das Resultat ist zwar therapeutisch gut, widerlegt aber die Hypothese. So macht v. Graefe eine neue; was daraus folgt, wird geprüft, ist aber widersprüchlich und zwingt v. Graefe zunächst nicht zu neuen Hypothesen, sondern zur Vermehrung des Erfahrungsmaterials, das minutiös beobachtet wird. Dabei findet er die Prozedur, auf die er in anderem Zusammenhang schon lange lauert: eine drucksenkende Wirkung der Iridektomie.

Die Befunde müssen sich zu einem kohärenten Ganzen zusammenschließen. Je weniger wir wissen, um so leichter finden wir mehrere Hypothesen, die scheinbar diese Bedingung erfüllen: erinnern wir uns an v. Graefes Erklärung des spontanen Arterienpulses. Neue Tatsachen, die der Kohärenz einer Hypothese widersprechen, verlangen ihre Veränderung. Ununterbrochen läßt v. Graefe sich durch die Tatsachen belehren; nie hängt er an einer Hypothese. *Das Vorgehen v. Graefes ist durch außerordentliche Flexibilität seines Denkens und Ehrfurcht gegenüber den Tatsachen ausgezeichnet.*

Ich nehme an, daß eine ganze Menge der hier aufgeführten Sätze Ihnen nicht ganz unbekannt vorgekommen sind. Sie entsprechen den Vorschriften, die mathematische Statistiker heute, etwa ein Jahrhundert nach v. Graefe für die Durchführung von Experimenten ganz allgemein vorschreiben. Aber wenn Sie Jahrgänge des Graefe Archivs nach v. Graefes Tod durchblättern, werden Sie sehen, wie sehr und wie oft die Späteren von dem Weg abwichen, den v. Graefe vorgezeichnet hat.

Ich bin am Ende meiner Ausführungen angelangt. Was wir von v. Graefes Leistungen auf dem Gebiete der Glaukomforschung lernen können, läßt sich leicht kurz zusammenfassen: Nicht Zufall hat ihn zur Entdeckung der Heilwirkung der Iridektomie geführt, sondern die affektlose Verwendung von Hypothesen, die nach den Ergebnissen vorurteilsloser Beobachtung gewandelt oder verlassen und ersetzt wurden im Streben nach Kohärenz der Ergebnisse. Seine Forschungen wurden ermöglicht durch neue Methoden, wie die Ophthalmoskopie und die Gesichtsfelduntersuchung. Ihnen wurden auf der anderen Seite durch das Fehlen adäquater Methoden Grenzen gesetzt, Methoden, die zu suchen v. Graefe begann, die zu erreichen die Zeit noch nicht reif war.

Affektfrei benützte Hypothesen und Suche nach neuen Methoden, das ist auch für uns Grundlage erfolgversprechender Forschung, auch dort, wo fast alles noch in Dunkel gehüllt ist, wie für v. Graefe in den 50er Jahren des letzten Jahrhunderts.

Auf einen Punkt ist noch kurz einzugehen. Auf dem Weg v. Graefes, den ich im Umriß nachzuzeichnen versucht habe, kommen Tierversuche praktisch gar nicht vor: Tierversuche sind wenig geeignet, das Bild einer menschlichen Krankheit zu umreißen. Denn will man sie im Tierversuch nachahmen, so muß man bereits die Totalität ihrer Phänomenologie kennen, ja sogar die Ursache. Denn nur dann kann man Differenzen in den Krankheitserscheinungen bei Mensch und Tier in Kauf nehmen. Der Tierversuch hat Berechtigung auf dem Gebiete der *allgemeinen* Pathologie, der experimentellen Pharmakologie und zur Aufklärung von Symptomen und Symptomgruppen, nicht aber zur Abgrenzung von speziellen menschlichen Krankheiten. Und so ist er uns auch in der Weberschen Arbeit entgegengetreten, die zur Klarstellung des ophthalmoskopischen Bildes der Glaukompapille führte.

Damit habe ich alles gesagt, was ich zu sagen habe. Daß Zweifler an der Wirksamkeit der Iridektomie bald verstummten, ist uns nicht verwunderlich; daß Neider sich regten, menschlich, aber auch nur ihren Namen heute zu erwähnen, wäre unverdiente Ehre. Ich habe aus der Lektüre von v. Graefes Arbeiten viel gelernt. Sollte ich Ihnen das Erregende dieses Lernens nicht haben vermitteln können, es wäre sicher nicht v. Graefes Schuld.

## Literatur

Arlt, F.: Krankheiten des Auges für praktische Ärzte. Prag: Credner u. Kleinbub 1851—1856.
Bowman, W.: On glaucomatous affections and their treatment by iridectomy. Brit. med. J. 1862, 377—382 (1862).
Cohnheim, J.: Über Entzündung und Eiterung. Virchows Arch. path. Anat. 40, 1—79 (1867).
Donders, F. C., Graefe, A. v.: Über einen Spannungsmesser des Auges (Ophthalmotonometer). Über Glaucom, Astigmatismus und Sehschärfe. Albrecht v. Graefes Arch. Ophthal. 9 (2), 215—221 (1863).
Fischer, J. N.: Klinischer Unterricht in der Augenheilkunde. Prag: Borusch u. André 1832.
Fraser, Th.: Thesis on the Calabarbean. Edinbourg: Thesis of the University of Edinbourg 1862.
Graefe, A. v.: (1) Vorläufige Notiz über das Wesen des Glaucoms. Albrecht v. Graefes Arch. Ophthal. 1/1, 371—381 (1854).
— (2) Bemerkungen über Glaucom, besonders über den bei dieser Krankheit vorkommenden Arterienpuls auf der Netzhaut. Albrecht v. Graefes Arch. Ophthal. 1/2, 299—306 (1855).
— (3) Mitteilungen gemischten Inhalts. Albrecht v. Graefes Arch. Ophthal. 1/1, 187—306 (1856) (darin S. 248 Berichtigung d. Excavation).
— (4) Über Coremorphosis gegen chronische Iritis und Iridochorioiditis. Albrecht v. Graefes Arch. Ophthal. 2/2, 202—257 (1856).
— (5) Über die Wirkung der Iridectomie bei Glaucom. Albrecht v. Graefes Arch. Ophthal. 3/2, 456—555 (1857).
— (6) Weitere klinische Bemerkungen über Glaucom, glaucomatöse Krankheiten und der Heilwirkung der Iridectomie. Albrecht v. Graefes Arch. Ophthal. 4/2, 123/161 (1858).
— (7) Über die Notwendigkeit behufs der druckvermindernden Wirkung die Iridectomie umfangreich zu machen. Albrecht v. Graefes Arch. Ophthal. 6/2, 150—154 (1860).
— (8) Glaucoma absolutum. Albrecht v. Graefes Arch. Ophthal. 6/2, 254—260 (1860).
— (9) Weitere Zusätze über Glaucom und der Heilwirkung der Iridectomie, besonders über die glaucomatöse Natur der „Amaurose mit Sehnervenexcavation" und über das Wesen und die Classification des Glaucoms. Albrecht v. Graefes Arch. Ophthal. 8/2, 242—313 (1863).
— (10) Über Calabarbohne. Albrecht v. Graefes Arch. Ophthal. 9/3, 87—128 (1863).
— (11) Zusätze über intraoculare Tumoren. Albrecht v. Graefes Arch. Ophthal. 14/2, 103—144 (1868) (darin S. 117 Atropinglaucom).
— (12) Beiträge zur Pathologie und Therapie des Glaucoms. Albrecht v. Graefes Arch. Ophthal. 15/3, 108—252 (1869).
Haffmann, J. H. A.: Beiträge zur Kenntnis des Glaucoms. Albrecht v. Graefes Arch. Ophthal. 8/1, 124—178 (1863).

Heidenhain, R.: Neue Versuche über die Aufsaugung im Dünndarm. Pflügers Arch. ges. Physiol. **56**, 579—631 (1894).
Helmholtz, H.: Beschreibung eines Augenspiegels zur Untersuchung der Netzhaut im lebenden Auge. Berlin: Förstner 1851.
Jaeger, E.: Ergebnisse der Untersuchung des menschlichen Auges mit dem Augenspiegel. Wien: Deuticke 1855.
Jüngken, J. Ch.: Die Lehre von den Augenkrankheiten, 3. Aufl. Berlin: Förstner 1842.
Knies, M.: Über das Glaucom. Albrecht v. Graefes Arch. Ophthal. **22**/3, 163—202 (1876).
Laqueur, L.: Über Atropin und Physostigmin und ihre Wirkung auf den intraocularen Druck. Albrecht v. Graefes Arch. Ophthal. **23**/3, 149—176 (1877).
Mackenzie, W.: A practical treatise on the deseases of the eye. London: Longman 1830.
Maklakoff: L'ophthalmotonometrie. Arch. Ophthal. (Paris) **5**, 159—165 (1885).
Müller, H.: Anatomische Beiträge zur Ophthalmologie. Albrecht v. Graefes Arch. Ophthal. **4**/2, 1—64 (1866).
Pfeffer, W.: Osmotische Untersuchungen. Leipzig: Engelmann 1877.
Ruete, C. G. Th.: Der Augenspiegel und das Optometer für praktische Ärzte. Göttingen: 1852.
Schwalbe, G.: Untersuchungen über die Lymphbahnen des Auges und ihre Begrenzungen. Arch. mikr. Anat. **6**, 1—61 und 261—362 (1870).
Starling, E. H.: On the absorption of fluid from the connective tissue spaces. J. Physiol. (Lond.) **19**, 312—327 (1896).
Van't Hoff, J. H.: Lois de l'equilibre chimique dans l'état dilué ou dissous. Stockholm: Handlingar kuning. Svensk Vetenskap. Akad., vol. 21, H. 17, 1886.
Virchow, R.: Die Zellularpathologie, 1. Aufl. Berlin: Hirschwald 1888.
Weber, A.: Ein Fall von partieller Hyperaemie der Chorioidea bei einem Kaninchen. Albrecht v. Graefes Arch. Ophthal. **2**/1, 133—157 (1855).

Prof. Dr. H. Goldmann
Emer. Direktor der Universitäts-Augenklinik
CH-3000 Bern

# Die Beiträge Albrecht von Graefes zur Diagnostik und Therapie des Schielens

HERRMANN MARTIN BURIAN

Department of Ophthalmology, University of Iowa (Direktor: Prof. Dr. F. C. Blodi)

Eingegangen am 29. Dezember 1970

### Albrecht von Graefe's Contributions to the Diagnosis and Therapy of Strabismus

*Summary.* A. von Graefe has had a special interest in the problems of ocular motility. His contributions to this field are briefly reviewed. His musculo-mechanical theory of the etiology of strabismus, his elaboration of the diplopia test, his fundamental work on extraocular muscle palsies, especially of the oblique muscles, are discussed. His many fascinating single observations are pointed out. Some of these have been rediscovered of late years and have played a significant role in modern strabismology. It is furthermore related how von Graefe's early insistence on a rigid interpretation of the identity theory at first led to confusion of pseudostrabismus through ectopia of the macula, eccentric fixation in deep amblyopia, and anomalous correspondence. It was subsequently modified by sharp observations and a willingness to reject a favorite theory on the basis of these observations. Lastly, it is told how von Graefe reintroduced the tenotomy operation and made it acceptable to the profession by improving the indications and technique of the operation.

Wenn man das auf das Schielen bezügliche Schrifttum der ersten Hälfte des 19. Jahrhunderts bis auf das Jahr 1850 hin durchblättert, steht man — abgesehen von ein paar Arbeiten über die Schieloperation aus den vierziger Jahren — fast einer fremden Welt gegenüber. Von einem wirklichen Verständnis des Zustandes, von einer eigentlichen Diagnose ist keine Rede, eine Klassifizierung im wahren Sinne des Wortes kann es daher nicht geben und die Behandlung besteht aus rein hygienischen Maßnahmen, mit besonderer Betonung der Ableitung auf den Darm.

Wie anders, wenn man die große Arbeit aus dem Jahre 1854, geschrieben von dem 25jährigen Albrecht v. Graefe, zur Hand nimmt. Da ist man plötzlich zu Hause. Man folgt mit Spannung der geistreichen Darlegung von scharfen Beobachtungen und freut sich an deren sachgemäßen, bahnbrechenden Erklärung. Immer wieder muß man sich vorhalten, was man gar zu leicht vergißt, daß diese Arbeit nicht die Frucht reifer, vieljähriger Erfahrung ist, sondern das Produkt eines Mannes, der chronologisch gesehen eigentlich noch im Assistentenalter steht. Da wird es einem auf einmal klar, daß man es mit einem Genie, einem Stern erster Ordnung zu tun hat.

Graefe hat das Studium der neuromuskulären Anomalien der Augen von Anfang an besonders anziehend gefunden und hat ihnen bis an sein Ende spezielle Aufmerksamkeit gewidmet. So beginnt denn auch, wie mit einem Donnerschlag, sein *Archiv für Ophthalmologie* mit jener eben erwähnten Arbeit über die Physiologie und Pathologie der schiefen Augenmuskeln. Diese Arbeit nimmt die S. 1—81 des ersten Teiles von Bd. 1 des Archives ein. Sie ist unmittelbar gefolgt von einer zweiten Arbeit (S. 82—120), die den Titel trägt: „Über das Doppelsehen nach Schiel-Operationen und Inkongruenz der Netzhäute." So wagt sich Graefe mit jugendlichen Ungestüm, aber meisterhafter Beherrschung der Materie, an die Bearbeitung von Problemen, die zu den schwersten gehörten, die die Motorik und Sensorik der Augen darbot — der Funktion der Obliqui und der anomalen Korrespondenz.

Es wäre vielleicht von Interesse, die Arbeiten Graefes in chronologischer Folge zu besprechen. Aber dies würde zu unnötigen Wiederholungen führen. Ich ziehe es daher vor, in dieser Würdigung des Werkes Graefes den Stoff systematisch zu behandeln.

Wenn man zunächst Symptomenlehre, Klassifikation und Ätiologie des *konkomitierenden Schielens* betrachtet, so wie sie Graefe sah, muß man bedenken, daß er eigentlich von den Augenmuskellähmungen ausging, die sein Denken beherrschten. Man muß sich weiterhin vor Augen halten, daß z.Z. des Beginns des Werkes Graefes die funktionelle Untersuchung des Auges noch im ersten Anfang steckte. Es gab nicht einmal eine einigermaßen quantitative Bestimmung des Visus, wie sie heute selbstverständlich ist. Die fundamentalen Untersuchungen von Donders über Refraktionsanomalien und den Effekt der Akkommodation waren noch nicht abgeschlossen, die physiologische Optik von Helmholtz war noch nicht erschienen, Herings bleibende Klärung des binocularen Sehens und der Physiologie der Augenbewegungen folgte erst in den sechziger Jahren. Das Studium der Funktion des Zentralnervensystems, das dann mit so unerhörter Geschwindigkeit vor sich schritt, begann eigentlich erst in den siebziger Jahren. Dafür aber war die Zeit des jungen Graefe eine Periode des Aufschwunges der Medizin, die sich von der naturphilosophischen Denkweise befreit hatte und die sich in ihrer Methodik nach und nach den exakten Wissenschaften anzunähern versuchte. Die Schaffung der pathologischen Anatomie durch Virchow und andere Koryphäen dieses Faches gab der Nosologie eine feste Grundlage. Der Sektionsbefund wurde eine wesentliche und notwendige Basis für die klinisch gegebene Erklärung abnormaler Phänomene.

So ist es denn durchaus verständlich, daß Graefe das Schielen auf rein mechanische Weise erklärte, und zwar durch pathologische Veränderungen in den Augenmuskeln. Er sagte ausdrücklich: „Das konkomitierende Schielen ist meiner Meinung nach lediglich als ein *Mißverhältnis der mittleren Muskellängen*[1] aufzufassen. Es ist für das Symptom gleichgültig, ob abnorme Anhaftung der Muskelsehne oder Strukturveränderungen im Muskel diese Unterschiede bedingen. Im ersten Falle wird es das veränderte Verhältnis des Muskelvermögens zur Last (Bulbus) sein, welche bei gleich gebliebener Innervation eine andere Muskellange einleitet, im zweiten Falle wird das veränderte Muskelgewebe auf die gleich gebliebenen Innervationsimpulse mit anomalem Spannungszustand reagieren." Zur Stützung dieser Ansicht beruft sich Graefe auf die Tatsache, daß Vorbeizeigen bei Muskelparalysen, nicht aber bei konkomitierendem Schielen vorkommt, wovon noch die Rede sein wird. Er setzt fort, daß, was er vom Innervationshindernis im verlängerten Muskel gesagt habe, lasse sich „mutatis mutandis auch gegen einen abnormen Innervationsreiz im verkürzten Muskel in Anschlag bringen, und somit glaube ich, daß das Symptom des konkomitierenden Schielens von allen Krankheiten der Innervation auf das strengste abzulösen ist".

Wesentlich für das Verstehen von Graefes Auffassung des Schielens ist weiterhin seine Beobachtung, daß bei konkomitierendem Schielen die horizontale Gesamtexkursion der schielenden Augen nicht größer ist als die normalen Augen, daß aber der Mittelpunkt der Exkursion beim Einwärtsschielen nach innen, beim Auswärtsschielen nach außen verlegt ist. Dieser Befund ist auch in neuerer Zeit bedeutungsvoll geblieben.

Es ist klar, daß bei einer solchen Auffassung die Rolle der Brechungsfehler und der Akkommodation nicht richtig bewertet werden konnte, obwohl Graefe akkommodative und assoziierte Bewegungen der Augen unterscheidet. Ein akkommodatives Schielen in unserem Sinne kennt Graefe daher nicht. Graefe erkennt nur die konstante, seiner Ansicht nach mechanisch bedingte Abweichung der Sehachse eines Auges als eigentliches Schielen an. Trotzdem aber wußte er, daß das Symptom des Schielens, die Unfähigkeit beide Sehachsen im Fixierpunkt zur Kreuzung zu bringen, auf sehr verschiedene Ursachen zurückgeführt werden kann. „Es seie", sagt Graefe, „bald der Ausdruck von Leiden der Innervation, bald von Leiden der Muskelstrukturen, bald von äußerlichen Immobilitätsursachen, bald von Anomalien des Sehaktes bedingt." So gibt Graefe eine multiple Ätiologie des Schielens zu, aber alle diese Faktoren bedingen eben Veränderungen in den Muskeln, die allein im permanenten Schielen zum Ausdruck kommen.

Graefe wußte natürlich, daß, wie er sagt, „konkomitierendes Schielen *nach* Muskelkrämpfen und Muskellähmungen entsteht". Dabei dürfte bei

---

[1] Im Original gesperrt gedruckt.

,,Muskelkrämpfen" der Zustand gemeint sein, den wir als intermittierendes Schielen bezeichnen. Der Übergang eines paralytischen Schielens in ein konkomitierendes, wie es während und nach der Heilung der Paralyse zu beobachten ist, hat meines Wissens Graefe zum ersten Male beschrieben. Er erklärt diese Entwicklung allerdings durch allmähliche Änderungen in den Elastizitätsverhältnissen im Antagonisten, woran sich sukzessive Strukturveränderungen knüpfen sollen.

Eine rein auf muskulären Anomalien und Veränderungen beruhend gedachte Ätiologie des Schielens ist lange vorherrschend geblieben und liegt selbst heute noch dem Denken vieler Ophthalmologen zugrunde. Zum mindesten wird darauf hingewiesen, daß das Schielen beim Jungkind sehr oft inkonstant ist, während es beim älteren Kind und den Erwachsenen mehr konstant zu sein pflegt. Dies wird auf Strukturveränderungen in den Muskeln zurückgeführt und man findet auch bisweilen, z.B. bei Esotropen, papierdünne Externi und ungewöhnlich dicke, breite Interni. Ob das aber wirklich sekundäre Veränderungen sind, läßt sich nicht ohne weiteres entscheiden.

Mit Hinblick auf die *diagnostischen Verfahren* muß zunächst darauf hingewiesen werden, daß Graefe, wie er selbst betont, keine Methode kannte, das Maß der Schielablenkung objektiv genau zu bestimmen. Er mußte sich damit begnügen, den Grad der Abweichung des schielenden Auges nach dem Abstand des unteren Endes des vertikalen Hornhautmeridianes von der Mitte des Unterlides im Linearmaß abzuschätzen.

Graefe hatte richtig erkannt, daß bei manifestem oder latentem (wie er es nannte ,,dynamischem") Schielen das abgeblendete führende Auge eine abgelenkte Stellung annimmt. Er hat sich auch sehr für den Effekt von Prismen auf die Augenstellung interessiert, nachdem er die Dondersschen Arbeiten kennengelernt hatte und hat Prismen therapeutisch sowohl als diagnostisch verwendet. Es ist eigentlich erstaunlich, daß Graefe nicht auf den Gedanken kam, bei Schielenden mit erhaltener zentraler Fixation die Neutralisation der Einstellungsbewegungen durch Prismen zur objektiven Bestimmung der Ablenkung zu benützen.

Um so mehr hat Graefe den Doppelbildversuch ausgebaut und seine theoretischen Grundlagen klargestellt. Praktisch verwendet hat er die schon von Böhme vorgeschlagene Methode der farbigen Differenzierung der beiden Gesichtsfelder durch Vorhalten eines buntfarbigen Filters vor das führende Auge. Auch schlug er bereits vor, bei Patienten mit konkomitierendem Schielen das retinale Bild eines Auges durch ein vertikales Prisma aus dem Gebiete des Unterdrückungsskotoms herauszuverlegen und dadurch Diplopie zu produzieren. Bei latentem Schielen benützte er vertikale Prismen, um die beiden Augen zu dissoziieren.

Wie bereits erwähnt, ging Graefe vom paralytischen Schielen aus, wo Doppelbilderversuche besonders aufschlußreich sind und hat hier auf die diagnostische Bedeutung der Änderungen im Abstand der Doppelbilder bei den verschiedenen Lagen des Blickes hingewiesen.

Auf dem Gebiete der *Diagnose der Augenmuskellähmungen* hat sich v. Graefe denn auch besondere Verdienste erworben. Er hat zum ersten Male die diagnostischen Merkmale klar herausgestellt, die das konkomitierende vom paralytischen Schielen unterscheiden. Er hat nicht nur die relativ einfache Diagnose der Paralysen der horizontalen geraden Augenmuskeln geklärt, er hat auch die viel komplizierteren bei Paralyse der schiefen Augenmuskeln auftretenden Symptome beschrieben und richtig erklärt. Als ganz junger Mann hat er der Funktion dieser Muskeln, besonders des Obliquus superior, ein eingehendes experimentelles Studium gewidmet und dessen Resultate auf pathologische Fälle angewendet. Alles was uns heute so geläufig ist — die vertikale Ablenkung, am größten bei Adduction, die Excyclophorie, am größten bei Abduction usw. — hat er als erster richtig beobachtet und richtig gedeutet. Verwunderlich ist nur, daß er die so typische Beugung des Kopfes zu einer Schulter bei Trochlearisparesen in Patienten mit erhaltenem Binocularsehen nicht erkannt hat, obwohl er gewisse Anomalien der Kopfhaltung gesehen hat. Dies dürfte darauf zurückzuführen sein, daß er die Gegenrollung der Augen bei Beugung des Kopfes nach einer Schulter, beim Menschen nicht anerkannte.

Um so eindrucksvoller ist die Beschreibung des Vorbeizeigens bei frischen Paralysen, dem Graefe bereits in seiner ersten großen Arbeit eine genaue Beschreibung widmet. Besonders bemerkenswert ist dabei wie klar der junge Graefe als einer der ersten — oder vielleicht sogar als der allererste — das was wir heute relative und absolute Lokalisation nennen voneinander trennt, eine Unterscheidung, die immer noch nicht so vollkommenes Allgemeingut geworden ist, wie sie es wahrlich verdient.

Was *die subjektiven Erscheinungen* im Sehakt der Schielenden betrifft, so ist zunächst zu sagen, daß Graefe der Schielamblyopie verhältnismäßig wenig Aufmerksamkeit schenkt. Er spricht zwar oft in seinen Patientenberichten von starker Schwachsichtigkeit des schielenden Auges, aber die Schielamblyopie als solche ist nicht wirklich von den anderen Amblyopien abgetrennt. Allerdings gibt Graefe die physiologische Unterdrückung der Bilder des einen Auges als den Grund an, weshalb die meisten Patienten mit konkomitierendem Schielen kein Doppelsehen haben, aber mit der Schwachsichtigkeit wird dies nicht im Zusammenhang gebracht. Andererseits scheint Graefe aber die Amblyopie nicht als Ursache des Schielens betrachtet zu haben. Im Gegensatz dazu ist schon lange vor Graefe angenommen worden, daß die Amblyopie eine Schielursache sei, eine Ansicht, die auch heute noch vereinzelt vertreten wird, wobei die Amblyopie sogar als erblich angesehen wird.

Von Interesse ist weiterhin, daß Graefe die operative Geradestellung der Augen als ein Mittel zur Verbesserung der Sehschärfe betrachtet hat, wofür er wiederholt Beispiele bringt. Bei Besprechung des Falles eines 22jährigen Mädchens mit einem konvergenten Strabismus des linken Auges von 25° und hochgradiger Schwachsichtigkeit dieses Auges, sagte Graefe folgendes: „Obwohl ich mir bewußt bin, daß solche Fälle für die Operation insofern sehr ungünstig sind, als eine eigentliche Wiederherstellung des Sehens nicht mehr zustande kommt, so schwankte ich doch keinen Augenblick aus kosmetischen Rücksichten, die Tenotomie zu unternehmen." Als funktionelles Resultat der Operation erwartet Graefe also gewöhnlich eine Sehschärfenverbesserung.

Daß trotz niedriger Sehschärfe und physiologischer Unterdrückung das schielende Auge stets am Sehakt teilnimmt, hat Graefe richtig erkannt und besonders betont. Er beweist dies durch die seitliche Erweiterung des Gesichtsfeldes Schielender, die besonders beim divergenten Schielen sehr ausgesprochen ist, und welche wegfällt, wenn das schielende Auge bedeckt wird. Zweitens fand Graefe, daß die Sehschärfe des gesunden Auges größer seie, wenn das schielende Auge geöffnet ist. Dies traf zu, selbst wenn das Sehen des schielenden Auges auf Fingerzählen oder Lichtperzeption reduziert war. Graefe denkt an eine direkte Reizsummierung, gibt natürlich keine zahlenmäßigen Belege, so daß diese eigentümliche Beobachtung schwer zu beurteilen ist.

Wir kommen nun zum *binocularen Sehakt* der Schielenden. Es ist faszinierend zu verfolgen, wie sich Graefe, von Beobachtung zu Beobachtung gehend, schließlich zu einer ihm im Grunde stark widerstrebenden Anschauung durcharbeitet.

Graefe war ein überzeugter Vertreter der Lehre von der Identität der Netzhäute. In seiner ersten Arbeit bezeichnet er diese Identität als angeboren, unwandelbar und anatomisch in der Netzhaut verankert. Zu seiner Freude fand er sie zunächst auch bei Schielenden, d.h. hauptsächlich beim paralytischen Schielen, im Doppelbildversuch voll bestätigt.

Als er dann aber bei gewissen konkomitierend Schielenden Abweichungen von der zu erwartenden Richtung und Distanz der Doppelbilder fand, machte ihm die Deutung dieser Befunde große Schwierigkeiten. Das Bestehen einer wirklichen Netzhautinkongruenz, wie sie schon viel früher angenommen und von Pickford direkt bestätigt worden war, hat er lange Zeit abgelehnt. Er schrieb in seiner ersten diesbezüglichen Arbeit: „Wer heut zu Tage noch die Identität als eine erworbene und nicht als eine angeborene betrachtet, der freilich könnte sich über dies Hindernis eher hinweghelfen, mir aber scheint nicht nur durch die Unwandelbarkeit der physiologischen und pathologischen Erscheinungen, sondern auch durch die neueren histologischen Unternehmungen, welche so erhebliche Eigentümlichkeiten für die Struktur der Macula lutea ergeben, zugunsten dieser Meinung kein einziger stichhaltiger Grund mehr zu sprechen."

Jedoch die von der Identitätslehre abweichenden Befunde verlangten eine Erklärung. Graefe nahm zunächst an, daß der empfindlichste Netzhautort im Sinne der Schielablenkung verschoben sei. Diese Verschiebung könnte rein mechanisch entstanden sein, durch Abflachung des unter dem zusammengezogenen Muskel liegenden Bulbusteiles, mit entsprechendem Vorspringens des gegenüberliegenden Teiles. Wahrscheinlicher schien ihm, daß es sich um eine angeborene Anomalie handle, im Sinne einer anatomischen Verlagerung der Netzhautmitte, z.B. nach innen bei einwärts Schielenden. Dadurch würde eine Inkongruenz der Netzhäute bedingt sein, die allerdings nicht dasselbe ist als das, was wir heute als anomale Korrespondenz bezeichnen. Die Verschiebung wäre angeboren und nach Graefes damaliger Meinung die *Ursache* des Schielens.

Graefe glaubte, die Existenz einer vikariierenden Netzhautmitte experimentell nachweisen zu können, indem er bei Patienten, die nach der Operation Doppelbilder hatten, durch Pinzettenzug das schielende Auge wieder in die alte Schielstellung brachte. Dabei kam es natürlich zur Verschmelzung der Doppelbilder. Wenn er nun das führende Auge abdeckte, die Pinzette entfernte und den Patienten aufforderte, das Licht weiter zu fixieren, so verblieb das schwachsichtige Auge unverrückt in seiner Schielstellung stehen. Dies bewies für Graefe, daß der Patient wirklich mit einem exzentrischen, die Netzhautmitte vertretenden Ort fixierte.

Um die Existenz eines vikariierenden Netzhautzentrums auch objektiv zu bestätigen, ließ Graefe die Patienten bei geschlossenem führendem Auge das Loch des Cocciusschen Augenspiegels durch das schwachsichtige, einwärtsschielende Auge fixieren. Beim Ophthalmoskopieren fand er dann, daß der Netzhautteil, mit dem der Patient fixierte, in der Tat um ein oder zwei Papillendurchmesser nach innen verschoben war.

Graefe hat noch über weitere interessante Beobachtungen berichtet. So fand er bei einem 40jährigen Patienten mit kleinem konvergenten Restschielen, daß die normalerweise weit voneinander abgelegenen gekreuzten Doppelbilder plötzlich in nahe benachbarte ungekreuzte Doppelbilder umsprangen, wenn der Patient mit seinem gewöhnlich schielenden Auge fixierte. Obwohl Graefe selbst seine Notiz vom Jahre 1855 über diesen Fall als „merkwürdige, z.Z. noch unerklärliche Anomalien in der Projektion der Netzhautbilder" betitelt, so ist es doch klar, daß hier die erste Beschreibung des Korrespondenzwandels durch Fixationsänderung vorliegt. Bei demselben Patienten beobachtete Graefe, auch zum ersten Male, das Phänomen, das wir heute als horror fusionis durch Korrespondenzwandel auffassen.

10 Jahre später haben sich dann Graefes Ansichten gewandelt. In seinem 1864 erschienenem Buche über die Symptomenlehre der Augenmuskellähmungen fügt er einen Anhang bei, in dem er die Identitätslehre weiterhin vertritt, gegenüber der von seinem Vetter Alfred Graefe und von Nagel bevorzugten Projektionstheorie. Aber er macht gewisse Zugeständnisse, auf Grund der inzwischen erschienenen physiologischen Untersuchungen von Meissner, Helmholtz und Volkmann.

*Erstens* wird zugestanden, daß in derselben Richtung äquidistante Netzhautpunkte nicht mit den korrespondierenden oder den, wie Graefe sagt, der Fusion dienenden Punkten übereinstimmen. *Zweitens* wird nicht mehr angenommen, daß durch Netzhautidentität bereits verschmolzene Gesichtseindrücke dem Gehirn zugeleitet werden. *Drittens* wird die Anordnung der zur Fusion dienenden identischen Punkte nicht mehr als eine anatomisch bedingte, notwendige aufgefaßt, sondern lediglich als eine anatomisch begünstigte, aber während der Entwicklung erworbene. Daher ist die Inkongruenz der Netzhäute — was wir heute anomale Korrespondenz nennen — nur bei den Schielenden zu finden, bei denen das Leiden in erster Kindheit anfing und ist bei diesen eine *Folge, nicht Ursache* des Schielens, während bei Erwachsenen mit erworbenem, vor allem paralytischem Schielen, die physiologischen Gesetze der Lokalisation der Doppelbilder nicht durchbrochen sind.

So sehen wir denn, daß sich Graefe schließlich zu einem seinen ursprünglichen Ansichten entgegengesetzten Schlusse durchgerungen hat. Zunächst hat er Pseudostrabismus durch Ektopie der Macula, exzentrische Fixation bei hoher Amblyopie und anomale Korrespondenz nicht klar gesondert. Und obwohl das heute die meisten tun, so muß man doch bedenken, daß eine unwandelbare, anatomische, allerdings nicht rein retinal verankerte, Identität noch immer von Einzelnen vertreten wird, die daher eine anomale Korrespondenz im landläufigen Sinne ablehnen. Ja selbst der Gedanke, daß anomale Korrespondenz angeboren sein könnte, wird entweder schüchtern angedeutet oder direkt behauptet, obei sie auch als erblich angesehen wird. Ferner kann man ohne Schwierigkeiten die moderne, sog. Korrespondenztheorie der exzentrischen Fixation in die frühe Graefessche Deutung hineinlesen, welche besagt: anomale Korrespondenz durch peripher gelegenes vikariierendes Netzhautzentrum, daher monoculäre Fixation mit exzentrischem Netzhautort. Sogar das Visuskop ist in dem Versuch mit dem Cocciusschen Augenspiegelloch vorgeahnt. Doch auch die Anhänger der Skotomtheorie der Amblyopie können sich auf Graefe berufen. Er sagt nämlich, allerdings in bezug auf organische Läsionen der Netzhaut, daß „bei zentraler Amaurose ... die Aberration (der Sehachse) oft eine sehr variable ist, es tasten gleichsam die dem zerstörten Flecke benachbarten Netzhautteile successive am Gesichtsobjekt herum, und erst, nachdem der Kranke wirklich den empfindlichsten Fleck herausgefunden hat, tritt eine stabile Aberration nach der einen oder anderen Seite hin ein."

Wenn man auch gewisse Schlüsse Graefes bezüglich des binocularen Sehaktes nicht mehr als gültig betrachten kann, so bleibt doch viel Bewundernswertes. Bewundernswert ist die Schärfe, mit der er beobachtete. Bewundernswert ist das Ringen um eine Erklärung der beobachteten Phänomene. Bewundernswert ist es, wie eine Theorie aufgestellt und dann aufgrund weiterer Beobachtungen verworfen wird. Dies ist die wahre naturwissenschaftliche Methodik, wie das Goldmann so schön in seiner Abschiedsvorlesung beschrieben hat.

Aber Graefe war nicht nur Naturforscher, Graefe war vor allem und in erster Linie Arzt. Als solchem war sein Hauptaugenmerk auf die Therapie gerichtet, der alles andere dienen muß. Beim Schielen bedeutete dies vor allem die *operative Behandlung*.

Die Geradestellung der Augen durch den Dieffenbachschen Sehnenschnitt hatte zunächst große Sensation gemacht. Die Methode verbreitete sich wie ein Lauffeuer durch alle Länder und binnen kurzem wurden die horizontalen und vertikalen geraden Augenmuskeln von hunderten von Patienten tenotomiert. Der Rückschlag konnte nicht ausbleiben. Die Indikationsstellung war oft falsch. Die Operationen wurden vielfach nicht sachgemäß ausgeführt. Selbst in den besten Händen gab es oft Fehlschläge und es kam zu entstellenden Verstümmelungen. Unter diesen ist besonders das konsekutive Schielen hervorzuheben, d. h. der Umschlag in die der ursprünglichen entgegengesetzten Abweichung. So kam denn die Schieloperation bald in Verruf und wurde fast ganz aufgegeben. Der junge Graefe erkannte jedoch, daß die Operation der Tenotomie theoretisch einwandfrei war, und er machte es sich zur Aufgabe, sie praktisch zu vervollkommnen. Bereits am 27. Juni 1853 hielt er auf der Sitzung der Gesellschaft für wissenschaftliche Medizin in Berlin einen langen Vortrag, in dem schon alle Punkte zu finden sind, die er später in weiteren Veröffentlichungen ausarbeitete.

Die Conjunctiva soll nahe der Cornea incidiert werden, ein Vorgehen, das neuerlich wiederaufgenommen worden ist, allerdings mit einigen Modifikationen. Der Sehnenansatz soll dicht an der Sklera durchtrennt werden, nach Einführung eines Schielhakens unter den Muskel. Die seitlichen Verbindungen des Muskels sollen möglichst geschont werden. Eine größere oder geringere Trennung dieser Verbindungen erlaubt eine Dosierung der Tenotomie. Die Stränge, mit denen der Muskel häufig hinter dem Sehnenansatz an der Sklera haftet — und die als ,,footplates" vor 20 Jahren in der amerikanischen Literatur wieder beschrieben wurden —

sollen nur durchtrennt werden, wenn eine ausgiebige Rücklagerung erwünscht ist. Ist die Rücklagerung etwas größer ausgefallen als beabsichtigt, so legt man Conjunctivalnähte an, die den Muskel vorlagern sollen. Ansonsten wird die Conjunctiva nicht vernäht, obwohl nicht selten Wucherungen in der Wunde entstehen, die dann auszuschneiden sind.

Conjunctivalnähte sind besonders angezeigt, wenn man die oberen oder unteren Geraden tenotomiert, wodurch Änderungen in der Lage der Lider vermieden werden. An die schiefen Muskeln kann man nicht recht heran. Bei Höhenschielen sind deshalb die vertikalen Geraden entsprechend zu tenotomieren.

Wenn infolge Parese oder operativer Schwächung eines Muskels eine Beweglichkeitsbehinderung des Bulbus besteht, muß man den Antagonisten tenotomieren. Das verbessert die Augenstellung, aber eine Beweglichkeitsstörung verbleibt oft. Um die Bewegung der beiden Augen zu equalisieren, tenotomiere man den synergetischen Muskel am anderen Auge, also z.B. den rechten Externus, wenn die Adduktion des linken Auges behindert ist. Eine solche dreifache Sehnendurchschneidung hat Graefe und seinen Patienten oft gute Dienste geleistet. Dementsprechend ist übrigens auch der Rectus inferior des Gegenauges zu tenotomieren bei Schwäche eines Obliquus superior.

War jedoch die Bewegungsbeschränkung zu groß, so bediente sich Graefe einer Modifikation der Fadenoperation von Jules Guérin. Er tenotomierte den Muskel auf der Seite der Beschränkung, etwa den Medialis, und mobilisierte ihn soweit als möglich. Dann wurde der Sehnenansatz des Antagonisten durchschnitten und ein Faden durch den auf der Sklera verbliebenen Muskelstumpf gelegt. Das Auge wurde durch diesen Faden soweit als möglich in der gewünschten Richtung gezogen, z.B. adduziert, der Faden über den Nasenrücken gelegt und auf der Wange angeklebt. Der Faden verblieb 24—36 Std. Graefe, der mit dem Resultat dieser Operation sehr zufrieden war, dachte sich, daß sie eine Art Vorlagerung des tenotomierten Muskels bewirke, d.h. eine mehr corneanahe Anlötung jenseits der natürlichen Insertionsstelle. Bis zu einem gewissen Grade mag dies zutreffen. Wahrscheinlicher ist es, daß die Fadenoperation vor allem eine mehr rückwärtige Anlötung des gleichfalls tenotomierten Antagonisten zur Folge hatte. Von Interesse ist es, daß ähnliche Fadenoperationen — wohl ganz unabhängig von Guérin und Graefe — neuerdings bei komplizierten Schielfällen, so bei dem sog. Brownschen Obliquus superior Scheidensyndrom in Schwung gekommen sind.

Eine eigentliche Vorlagerung, wie sie Critchett 1860 in Heidelberg vortrug, hat Graefe nicht sehr geschätzt. Er hielt sie für weniger wirkungsvoll als seine Fadenoperation, obwohl er zugab, daß die Vorlagerung weniger unangenehm für den Patienten sei und vor allem, daß die Vorlagerung Dosierungsmöglichkeiten hätte, die der Fadenoperation fehlten.

Auf die Nachbehandlung legte Graefe viel Wert, aber es handelte sich für ihn dabei in erster Linie um die chirurgische Nachbehandlung. Sowie dünne Absonderungen an dem operierten Auge beobachtet wurden, sollte sofort eine antiphlogistische Therapie eingeleitet werden. Diese bestand in wiederholtem Anlegen von Blutegeln. War ein konvergentes Restschielen vorhanden, so wurden u. U. Konvexbrillen verschrieben. Eine Brillenverordnung vor der Operation wurde nicht gemacht.

Überhaupt hat Graefe, wie schon bemerkt, der *nichtblutigen Behandlung* des Schielens wenig Zutrauen geschenkt. Dies kommt daher, daß er über das sensorisch-motorische Zusammenwirken der Augen und dessen zentralnervöse Kontrolle keine Klarheit gehabt hat und auch nicht hat haben können. Er kam daher stets in seiner Beurteilung der untersuchten und zu behandelnden Fälle immer wieder auf eine rein muskulär bedingte Ätiologie zurück. Dies ist besonders klar in Fällen von intermittierendem Auswärtsschielen. Er sagt selbst folgendes: „Ich könnte sie als intercurrentes oder intermittierendes Schielen bezeichnen, ziehe es aber vor, dieselben unter dem Namen von *Insuffizienzen der inneren geraden Augenmuskeln*[2] zusammenzufassen, weil ich hiermit zugleich auf den Ursprung des Leidens hindeute." Mit diesen Fällen sind denn auch die Fälle von reiner Insuffizienz der Konvergenz zusammengeworfen, bei denen das verdeckte Auge bei Nahefixation nach außen abgelenkt ist. Trotz allem hat Graefe vieles sehr richtig beobachtet und erkannt, wenn er es auch nach dem heutigen Stande unserer Kenntnisse falsch gedeutet hat.

Er hat als erster den Begriff der muskulären Asthenopie eingeführt und die Symptome genau beschrieben. Er hat gezeigt, daß bei Patienten mit dieser Asthenopie beim Annähern eines Objektes ein Auge bei größerem Objektabstand in Divergenz geht, als bei Normalen. Er hat, was man heute als Fusionsbewegungen bezeichnet, durch Prismen bestimmt. Er hat vorgeschlagen, Prismen mit der Kante nach innen zu verschreiben, zog aber vorsichtige Verschreibung von Prismen mit der Kante nach außen vor, um die Konvergenz zu stimulieren. Auch wußte er, daß Konkavgläser den Zustand objektiv verbessern, obwohl er dies nicht mit den Akkommodationsstimulus in Zusammenhang brachte, warnte aber davor, daß Konkavgläser zu einer Verschlimmerung der subjektiven Beschwerden führen könnten. Nahpunktübungen hat er strikte abgelehnt, weil sie, wie er sagte „das sicherste Mittel seien, durch Übermüdung die Interni ihrer Energie vollends zu berauben".

---

[2] Im Original gesperrt gedruckt.

Und so kommt Graefe denn zu dem Schlusse, daß „als eigentliches Heilmittel die Tenotomie des externus obenan" stehe. Interessanterweise betont Graefe mehr als einmal, daß man bei den verschiedenen Formen des Divergenzschielens auf einen unmittelbaren postoperativen Übereffekt zielen müsse, da sonst eine Rezidive bestimmt zu erwarten sei. Dies wird in neuester Zeit — wenigstens in Amerika — wieder ganz allgemein hervorgehoben.

Im Zusammenhang mit der unblutigen Behandlung des Schielens möchte ich Sie kurz an eine Anekdote erinnern, die mich stets sehr beeindruckt hat. Javal, desen Wirken in den sechziger Jahren des verflossenen Jahrhunderts die erste Periode der Orthoptik darstellt, hat sich mit der Restitution des Binocularsehens bei Schielenden unendlich gequält. Am Ende seines 1896 erschienenen Traité du Strabisme erzählt Javal, daß er Graefe einstmals seine Methoden demonstriert habe. Er war wie vor den Kopf gestoßen, als der doch so humane Graefe ihm darauf sagte, die Menschen seien so viele Mühe nicht wert. Der nächste Satz berührt fast tragisch, denn Javal setzt fort: l'expérience dela vie m'a appris que Graefe avait raison — die Erfahrung meines Lebens hat mich gelehrt, daß Graefe recht hatte.

Und so schließt Javal sein Lebenswerk mit einem Ratschlage. Obwohl es eigentlich keine unheilbaren Strabiker gäbe, solle man doch bei komplizierten Fällen sehr wählerisch sein, dafür aber die Behandlung der einfacheren Fälle um so resoluter unternehmen. Diese weisen Worte Javals, die indirekt zu uns von v. Graefe kommen, sollten uns als Warnung gegen allzusehr auf die Spitze getriebene nichtoperative Heilungsversuche von Schielenden dienen.

Schließlich möchte ich noch auf ein paar Einzelbefunde Graefes hinweisen, die in der neuesten Zeit unabhängig von ihm wieder erhoben worden sind.

Graefe untersuchte 1856 den Augenhintergrund eines Mädchens, das an einer veralteten, kompletten Paralyse des Okulomotorius litt. Er fand dabei, daß die Verbindungslinie zwischen dem Mittelpunkt der Papille und der Fovea eine schiefe von außen und oben nach innen und unten gehende Richtung hatte und daß die Abweichung von der Horizontalen weiter zunahm, wenn die Kranke versuchte, nach unten zu sehen. Graefe hat dieses Phänomen ganz richtig der Tätigkeit des isoliert funktionierenden Obliquus superior zugeschrieben.

Eine ophthalmoskopisch zu beobachtende und photographisch festzuhaltende Verrollung der Augen ist neuerdings wieder beobachtet worden und hat zu einer Theorie der Entstehung der sog. A- und V-Formen des Schielens geführt.

Die Existenz dieser Schielformen, die heute so viel Aufmerksamkeit auf sich gezogen haben, hat Graefe übrigens selbst verschiedentlich erwähnt, ohne sie aber eigentlich abzusondern. Er stellte fest, daß man sehr häufig beim Blick nach oben eine relative Divergenz, beim Blick nach unten eine relative Konvergenz findet. Das umgekehrte Verhalten ist so selten, daß ihm Graefe eine kurze Notiz widmete. Und er fügte hinzu: ,,In betreff des Entstehens konnte ich nichts ermitteln."

M. H.! Es ist mir bei dieser Übersicht vor allem darauf angekommen, auf das hinzuweisen, was von Graefes Schaffen auf dem Schielgebiete heute noch lebendig ist. Bei vielem erinnern sich die meisten oft gar nicht mehr von wem es stammt. Ja, sollte selbst einmal der Tag kommen, an dem der *Name* Graefes ganz in Vergessenheit geraten ist, so ist doch das Wesentliche seines *Werkes* unvergänglich und wird stets ein bleibender Teil des ophthalmologischen Wissensgutes sein. So kann man denn mit voller Überzeugung sagen, daß die Spur von seinen Erdentagen nicht in Äonen untergehen kann.

Prof. Dr. Hermann Martin Burian
University Hospitals
Iowa City, Iowa 52241, USA

# Die Bedeutung der Arbeiten Albrecht von Graefes für die Gesichtsfeldprüfung

HEINRICH HARMS

Universitäts-Augenklinik Tübingen (Direktor: Prof. Dr. H. Harms)

Eingegangen am 29. Dezember 1970

## The Importance of Albrecht von Graefe's Work on the Examination of the Visual Field

*Summary.* von Graefe's paper „Über die Untersuchung des Gesichtsfeldes bei amblyopischen Affektionen" initiated the systematic examination of the visual field in ophthalmology. He insisted that the objective changes recorded by the ophthalmoscope should be related to the resulting functional disturbances. His treatise is of fundamental importance with its wealth of keen observations and new methods. Von Graefe made a distinction between absolute and relative loss of vision within field defects and demonstrated the significance of fixation in perimetry. He described the characteristic lesions of choroiditis, detachment of the retina and the various forms of hemianopia. Cataract and opacities of the vitreous cause only relative interference with the visual field. Visual defects are highly significant in glaucoma, although von Graefe failed to recognize the characteristic development of these lesions. Perimetry was for him indispensable in examining the individual patient: he liked to demonstrate it on his patients in order to bring home to his students how important it is in diagnosis and prognosis, thus establishing perimetry as a clinical examination procedure.

Meine Damen und Herren,

„Über die Untersuchung des Gesichtsfeldes bei amblyopischen Affektionen" — so lautet der Titel der Publikation von Albrecht v. Graefe, die wir als den Beginn der systematischen Gesichtsfelduntersuchung in der Augenheilkunde ansehen müssen. Sie ist in dem 2. Band des Archivs für Ophthalmologie im Jahre 1856 erschienen, knapp 6 Jahre nach der Erfindung des Augenspiegels. Als amblyopische Affektionen wurden damals noch die ersten Erscheinungen des sog. schwarzen Stares bezeichnet, eben jenes Krankheitsbildes, das dann durch den Gebrauch des Augenspiegels verschwunden ist. Um die Bedeutung dieser Arbeit zu ermessen, müssen wir uns zunächst darüber klar werden, was die Augenärzte dieser Zeit über das Gesichtfeld und seine Störungen wußten und lehrten.

Gesichtsfeldausfälle als auffälliges Krankheitssymptom, insbesondere die Hemianopsien, sind schon sehr lange bekannt. Auf solche Störungen wird in dem ausführlichen „Grundriß der gesamten Augenheilkunde" von Dr. August Andreae, erschienen 1834, aus alter Überlieferung hingewiesen, vor allen Dingen bei der Abhandlung des schwarzen Stares.

Aber die Kenntnis von solchen Ausfällen ist damals offensichtlich immer nur aus den Selbstbeobachtungen der Kranken gewonnen worden. Bezeichnung und Begriff „Gesichtsfeld" kommen in dem Grundriß nicht vor. Die Vorstellung eines funktionellen Gefüges in strenger Beziehung und Abhängigkeit vom Sehorgan, die wir heutzutage mit dem Begriff Gesichtsfeld verbinden, war damals nicht vorhanden.

Auch im „Handbuch der Augenheilkunde" von Maximilian Joseph Chelius, das 1843 erschienen ist, finden wir etwa den gleichen Wissensstand niedergelegt. Es ist zwar bekannt, daß ein Zusammenhang zwischen Gesichtsfeldstörungen und anatomischen Veränderungen im Augapfel besteht; so berichtet Chelius über Netzhaut- und Sehnervenveränderungen, die bei Gesichtsfeldgestörten, deren Augen nach dem Tode untersucht werden konnten, gefunden sind. Ebenso teilt er den Fall einer Hemianopsie mit, bei dem durch die Obduktion ein Thalamustumor aufgedeckt wurde. Dennoch wird bei Chelius kein Versuch erkennbar, systematisch Gesichtsfeldstörungen aufzuspüren. Vielmehr bewegen sich Andreae wie Chelius bei der Abhandlung dieser Fragen ganz und gar im Herkömmlichen.

Von einer deutlich veränderten Wissenschaftsgesinnung ist „das Lehrbuch der Ophthalmologie" von Christian Georg Theodor Ruete durchdrungen, das in 1. Auflage 1845, also vor der Entdeckung des Augenspiegels, und in 2. Auflage 1853, also nach der Entdeckung des Augenspiegels erschienen ist. Ruete hat zum ersten Mal, weil seiner Ansicht nach zum Verständnis unerläßlich, der systematischen Beschreibung der Augenkrankheiten eine ausführliche Schilderung der Physiologie und Pathologie des Sehens vorangestellt, in der alle damals bekannten Fakten zusammengetragen und mit Gedankenschärfe kritisch gesichtet worden sind. Das ist ihm in einer klaren und prägnanten Darstellungsweise so gut gelungen, daß wir auch heutzutage noch verstehen, daß Donders, der Ruetes Lehrbuch ins Holländische übersetzt hat, dadurch veranlaßt worden ist, Ophthalmologe zu werden. Ruete kennt viele Details aus der Physiologie des Sehens, so das Funktionsgefälle in der Netzhaut, die Richtungslokalisation der verschiedenen Netzhautstellen, den Begriff der identischen Netzhautstellen, den Zusammenhang zwischen Größe des Gesichtswinkels und Objektentfernung und vieles mehr. Er kennt auch den „Gesichtskreis", den ein ruhendes Auge durch indirektes Sehen umfaßt. Aber doch scheut er sich, eine direkte und enge Beziehung zwischen physikalischem Geschehen und den Sehempfindungen anzunehmen. So schreibt er z.B.: „An der Projektion der Gesichtsvorstellungen nach außen hat die Retina keinen Anteil, wenngleich die Projektion von einer und derselben Netzhautstelle stets in derselben Richtung, und zwar in der der Richtungslinie nach außen erfolgt, mag die Stelle in einer Richtung affiziert sein, in welcher sie wolle." Subjektive Gesichtsphänomene „sind oft so täuschend, daß nur der Naturforscher in allen Fällen imstande ist, sie von den Objektiven, denen ein äußerer leuchtender Gegenstand entspricht, zu unterscheiden". In der Anleitung zur Untersuchung kranker Augen heißt es dann 1853: „Die Untersuchung der Augen im kranken Zustande muß möglichst objektiv angestellt werden, d. h., sie muß vorzüglich eine Ophthalmoskopie sein, weil das subjektive Examen, d. h. das, was uns der Kranke auf unsere Fragen erzählt, zu unsicher ist und nur als Kontrolle für das objektive Examen benutzt werden kann."

Nur 3 Jahre später vertritt der 28jährige Albrecht von Graefe eine entgegengesetzte Meinung und beginnt seine anfangs zitierte Arbeit wie folgt: „Die objektive Untersuchung des Auges im kranken Zustande ist durch die neuen Hilfsmittel und Methoden so vorgeschritten, daß die Berücksichtigung der Funktionsstörungen in manchen Stücken an diagnostischem Wert verloren hat; in anderer Beziehung aber hat dieselbe gegenüber früher bedeutend an Interesse gewonnen. Sofern nämlich der Augenspiegel eine Kontrolle der materiellen Veränderungen abgibt, sind wir zu einer recht exakten minutiösen Forschung der Funktionsstörungen aufgefordert; es ist möglich geworden, ein Abhängigkeitsverhältnis der letzteren von den ersteren zu finden, in dessen weiterem Studium zum großen Teil die Zukunft eines prognostischen Wissens liegt. Außerdem bringt uns diese Beziehung vielfach in das Bereich noch offener physiologischer Fragen. Um beides zu veranschaulichen, erinnere ich an die Geschichte der fixen Skotome oder überhaupt der Beschränkung oder Unterbrechung des Gesichtsfeldes. Während diese früher der dunkle Ausdruck dunkler, zum Teil imaginärer Krankheiten waren, haben sie jetzt, wenigstens in den meisten Fällen, ihre sachgemäße Begründung in Texturveränderungen der inneren Membranen gefunden, und wir beobachten häufig genug den innigsten Zusammenhang zwischen dem Fortschreiten, respektive Rückgehen dieser Veränderungen, und zwischen den Anomalien des Gesichtsfeldes. Welche wichtige physiologische Aufschlüsse kann uns die Pathologie hier liefern, wenn sie den Umfang und den Modus nachweist, in welchem bestimmte materielle Veränderungen die Leitung der Netzhaut unterbrechen. Es wird dieser Einfluß auf die Physiologie noch bedeutend steigen, wenn wir durch reichlichere Ergebnisse seitens der pathologischen Histologie für die feinere Lokalisation der Texturveränderungen bessere Anhaltspunkte werden gewonnen haben."

Hier wird in wenigen Sätzen eine neue Sicht gegeben und ein Forschungsprogramm für weite Zukunft klar und deutlich umrissen, das auch heute noch, nach mehr als 100 Jahren, eine aktuelle Aufgabe ist.

Ich möchte Ihnen nun den wesentlichen Inhalt der Arbeit von Graefes wiedergeben. Dabei will ich häufig wörtlich zitieren und auch sonst mich vielfach der Wortwendungen von Graefes bedienen, um Ihnen ein wenig von dem eigentümlichen Reiz dieser Abhandlung zu vermitteln und um Ihnen einige der detaillierten Beobachtungen zu geben.

Die Arbeit gilt, wie Graefe schreibt, „einem Punkt, welcher, wie ich glaube, bisher nicht mit dem Eifer und der Strenge für die Diagnostik benutzt worden, wie er es verdient: ich meine die Prüfung des Gesichtsfeldes". Man soll sich nicht mit der Bestimmung der zentralen Sehschärfe begnügen, denn damit sind wir „noch keineswegs über das Sehvermögen im Reinen". Bei Vernachlässigung dieser Prüfung kann man wichtige Sehstörungen übersehen. Es gibt eine Reihe von Krankheiten, die sich lange Zeit hindurch nur durch Veränderung des exzentrischen Sehens bekunden und erst in ihrem letzten Stadium zu wachsender Undeutlichkeit des zentralen Sehens führen.

An dem Beispiel eines blinden Musikers, der offensichtlich an einer Pigmententartung der Netzhaut mit hochgradiger konzentrischer Gesichtsfeldeinengung leidet, aber in seinem kleinen zentralen Gesichtsfeld eine gute Sehschärfe hat, macht Graefe dies sehr anschaulich. Der eben erwähnte Musikant liest kleine Schrift in 8 Zoll Entfernung, ist aber nicht imstande, in eben dieser Entfernung Finger mit Sicherheit zu zählen, dagegen kann er dies von 1 Fuß ab, wenn er dabei noch leichte Verrückungen der Sehachse wie tastende Bewegungen macht; vollkommen sicher und mit ruhigem Blick zählt er Finger erst ungefähr von 3 Fuß ab. Das scheinbar Rätselhafte dieser Tatsache erklärt sich eben sehr natürlich dadurch, daß große Objekte das Gesichtsfeld überragen; erst bei genügender Abnahme des Gesichtswinkels geht das Bild in die kleine Öffnung des Sehraumes hinein.

Es folgt die Beschreibung der normalen Gesichtsfeldgrenzen und des Einflusses von Nasenrücken und Orbitalrand auf die Außengrenze. „Eine eigentliche Methode, die Grenzen des Gesichtsfeldes zu bestimmen, ist kaum erforderlich. Es handelt sich lediglich um kontrollierende Versuche, aus denen man das Mittel zieht."

Dann wird die Untersuchungstechnik beschrieben. Man bietet am besten eine Tafel mit einem aufgezeichneten Fixierpunkt dar. Dann entfernt man ein anderes Objekt vom Zentrum zur Peripherie hin, bis es verschwindet, die Sichtbarkeitsgrenze muß durch Hin- und Herbewegen genau ermittelt werden. Das Objekt muß groß und gut beleuchtet sein, darf nicht glänzen und nicht reflektieren. Eine Kerzenflamme ist ungeeignet, weil sie so hell ist, daß man ihren Schein auch dann sieht, wenn man die Flamme selbst nicht erkennen kann. Es ist zweckmäßig, eine Kontrolle der Gesichtsfeldgrenzen in verschiedenen Entfernungen durchzuführen, dabei aber nicht zu nahe an das Auge zu gehen. „Bei den erheblichen Schwankungen im physiologischen Zustande dürfen wir, wie bereits erwähnt, Schlüsse auf krankhaftes Verhalten nur da machen, wo namhafte Abweichungen vorkommen, um solche zu eruieren, genügte eine jede Untersuchungsmethode."

Bei hochgradiger *Beschränkung* des Gesichtsfeldes prüft von Graefe auf einer Tafel, in deren Mitte der Fixationspunkt liegt; die Fläche ist in viele kleine Quadrate unterteilt, und man bringt ein Kreidestückchen sukzessiv durch die verschiedenen Quadrate gegen die Peripherie der Tafel hin und notiert die Zahl der Quadrate, in welchen das Kreidestück verschwindet. „Um hieraus einen Schluß auf die Öffnung des Gesichtsfeldes zu machen, ist es nur notwendig, die Entfernung des Auges von der Tafel zu notieren und möchte es am geratensten sein, für praktische Zwecke hierbei eine Konstante zu nehmen." Er selbst benutzt meistens einen Abstand von $1^1/_2$ Fuß, also etwa $^1/_2$ m.

„Nächst der Ausdehnung des Gesichtsfeldes beschäftigt uns die *Deutlichkeit des exzentrischen Sehens*. Es ist für die Annahme einer physiologischen Leitung auf der Netzhaut nicht nur notwendig, daß der Gesichtskreis einen normalen Umfang habe, sondern es muß auch die Deutlichkeit der Eindrücke vom Zentrum nach der Peripherie hin in der gesetzmäßigen Weise abnehmen."

Man müßte das Gesetz der exzentrischen Gesichtsschärfe finden, aber „ein derartiges Gesetz existiert zur Zeit noch nicht, und ich bezweifele sehr, daß man je zu einem solchen gelangen wird". Diese Zweifel begründet von Graefe dann ausführlich mit seiner Auffassung, daß die Sehschärfe exzentrischer Netzhautstellen weitgehend von der Übung abhängig ist — ein Gedanke, den er auch in seinen Vorlesungen nachdrücklich verfochten hat.

Dennoch wird der Undeutlichkeit des exzentrischen Sehens eine große diagnostische Bedeutung zugesprochen. Sie wird mit einem besonderen Verfahren geprüft, das Graefe bei einem Glaukomkranken entwickelt hat, der auf einem Auge völlig erblindet war und „dessen anderes sich in jenem unglücklichen Prodromalstadium der periodischen Obskuration befand. Als ich in den freien Intervallen, wo der Patient noch die feinste Schrift las, die Ausdehnung des Gesichtsfeldes in oben beschriebener Weise prüfte, fand ich sie normal, als ich aber auf einem ausgebreiteten Bogen Papier in der Mitte einen schwarzen Fleck fixieren ließ, von welchem nach 8 Richtungen hin Linien ausstrahlten, welche in regelmäßigen kleinen Abständen schwarze Punkte enthielten, zeigte sich die Erkrankung des exzentrischen Sehens dadurch, daß der Patient in gewissen Richtungen gleichzeitig den deutlichen Eindruck sehr vieler exzentrischer Punkte hatte, während dies nach anderen, z. B. nach außen und oben, nicht der Fall war. Als ich den Kranken bei beginnender Verdunklung, welche sich durch eintretende Stirnschmerzen ankündigte, wieder prüfte, hatte sich die Beschränkung des exzentrischen Sehens bedeutend ausgedehnt und war der Mitte ganz nahe gerückt.

Die eigentliche Verdunklung bestand darin, daß sie die Mitte überschritt, wobei natürlich jede feinere Distinktion aufhörte. Für ein völliges Fehlen des exzentrischen Sehens konnte ich den Zustand nicht ansprechen, denn, wenn statt der kleinen schwarzen Flecke ein größeres und gut beleuchtetes Gesichtsobjekt gewählt wurde, z. B. ein Stück Kreide, und namentlich, wenn ein solches hin und her bewegt wurde, so hatte der Kranke die Empfindung desselben, und zwar ungefähr bis zur normalen Grenze des Gesichtsfeldes".

Nebst Ausdehnung des Gesichtsfeldes und Deutlichkeit des exzentrischen Sehens sind die *Unterbrechungen des Gesichtsfeldes* zu berücksichtigen. Es können völlige Unterbrechungen sein, wie etwa beim normalen blinden Fleck: „Die Kranken sehen nicht etwa eine dunkle Figur, sondern sie sind überhaupt an der betreffenden Stelle jeder Empfindung des Sehens beraubt." Solche Defekte werden übrigens „durch das Urteil" ähnlich ausgefüllt wie der Mariottesche Fleck. In der Regel ist aber die Tätigkeit der Netzhaut nicht aufgehoben, sondern die Unterbrechungen erscheinen bald wie helle, bald wie dunkle Flecke, welche entweder gar keine Lichteindrücke vermitteln oder welche wie eine Wolke oder wie ein Sonnennebel die Bilder einhüllen. Sie unterscheiden sich sehr in ihrer Form.

Besonders besprochen wird die zentrale Unterbrechung des Gesichtsfeldes, die sehr klein sein kann, so daß gelegentlich nur ein Buchstabe fehlt und die Sehschärfe nicht sehr gelitten hat oder aber zu einem großen zentralen Skotom führen kann, das zum Verlust der Fixation oder sogar exzentrischer Fixation führt. Die Diagnose dieser zentralen Unterbrechung ist leicht, aber die Bestimmung ihrer Größe und Ausdehnung wegen der schlechten Fixation schwer.

Besondere Formen sind die ringförmigen Ausfälle mit intakter zentraler Sehschärfe. Sie können deutlich vom blinden Fleck getrennt sein. Andererseits gibt es Vergrößerungen des blinden Fleckes, die unregelmäßige Gestalt haben und bei Fortschreiten zu Verlust der zentralen Sehschärfe führen. Die mäßig exzentrischen Gesichtsfeldausfälle sind am genauesten zu bestimmen, und zwar mit Hilfe des punktierten Papierbogens.

Die *Beschränkungen des Gesichtsfeldes* werden durch Netzhaut-, Aderhaut- und Opticuserkrankungen hervorgerufen. Dagegen zeigt selbst bei „gereifter Katarakt" das Gesichtsfeld einen normalen Umfang. Das gleiche gilt für starke Glaskörpertrübungen. Deshalb ist es notwendig, gerade bei diesen Erkrankungen, welche keinen Einblick auf den Augenhintergrund erlauben, eine Gesichtsfelduntersuchung durchzuführen, um komplizierende Fundusveränderungen, die die Prognose trüben, auszuschließen.

Bei der Netzhautablösung liegt die Gesichtsfeld*beschränkung* meistens oben. Hier ist eine Wiederherstellung der Netzhautfunktion in gewissem Umfang möglich. Bei der Chorioiditis werden häufiger *Unterbrechungen* des Gesichtsfeldes gefunden. Sie führt „seltener, als man es a priori glauben sollte, zu Beschränkungen des Gesichtsfeldes".

Das gilt aber nicht für jene besondere Erkrankung mit Beteiligung des Aderhautgewebes, die am Äquator beginnt, langsam zur Mitte hin fortschreitet und dabei zu einer zunehmenden konzentrischen Gesichtsfeldverengung führt. Wir nennen sie heutzutage Pigmententartung der Netzhaut.

„Bei keiner Krankheit finden wir wirklich in der Mehrzahl der Fälle eine solche Disharmonie zwischen der Sehschärfe und dem Umfange des Gesichtsfeldes wie hier."

„Über die Natur dieser Krankheit erwarten wir noch Aufschlüsse von der pathologischen Anatomie. Als einen entzündlichen Hergang können wir dieselbe ihrem ganzen Verlaufe und den zugrunde liegenden Veränderungen gemäß nicht auffassen, wie auch das häufige Vorhandensein erblicher Diathese mehr für eine anderweitige trophische Veränderung spricht."

Bei Opticusatrophien finden wir bevorzugt konzentrische Einengung des Gesichtsfeldes.

Es folgt eine sehr detaillierte Beschreibung der hemiopischen Veränderung bei Cerebralleiden, Homonyme und heteronyme Hemiopie waren ja schon seit alters her bekannt und schon Newton hatte aus diesem Befund abgeleitet, daß eine Halbkreuzung der Sehnervenfasern stattfinden müsse. Dem fügt Graefe eine Menge klinischer Daten hinzu, die darauf verweisen, daß es sich immer um extraoculäre Erkrankungen, und zwar meistens solche cerebraler Natur handeln muß. Die gleichnamige Form der Hemiopie zeichnet sich durch eine scharfe Grenze in der Gesichtsfeldmitte aus, die Sehschärfe ist nie so stark betroffen wie bei der gekreuzten Form der Hemiopie, bei der die Abgrenzungen unregelmäßig sind und das Gesichtsfeldzentrum mitbeteiligt sein kann.

*Undeutlichkeiten des exzentrischen Sehens* können durch dieselben Erkrankungen hervorgerufen werden wie die Beschränkungen des Gesichtsfeldes. Sie sind gewissermaßen ein Übergang zu völligem Funktionsverlust. Besonders betont wird, daß intensive Trübungen der brechenden Medien, vor allen Dingen umschriebene Leukome der Hornhaut wohl Undeutlichkeiten in bestimmten Gesichtsfeldbereichen hervorrufen können, aber nicht Anlaß zu einer exzentrischen Fixation („Vorbeischießen der Sehachse") geben. Ursache dafür ist immer eine „Störung der Leitung auf der Netzhaut, durch welche die exzentrisch nach außen gelegenen und die zentralen Teile funktionsfähig werden".

Die allergrößte diagnostische Dignität erreicht die fragliche Anomalie (die Undeutlichkeit des exzentrischen Sehens) offenbar beim chronischen Glaukom. „Zur Zeit, wo die Sehschärfe noch ziemlich normal ist und von dem ganzen Übel vielleicht außer einer verdächtigen Form der Sehnervenpapille keine Anzeichen vorhanden sind, weist uns eben die Undeutlichkeit des exzentrischen Sehens nach gewissen Richtungen auf das bevorstehende Leiden hin. Auch hier ist die Grenzlinie, welche die behafteten Teile abscheidet, meist gar keinen Gesetzen unterworfen." Die Besonderheiten des glaukomatösen Gesichtsfeldverfalls sind also von Graefe damals noch nicht bekannt gewesen.

*Unterbrechungen des Gesichtsfeldes* werden gewöhnlich nicht durch Hornhaut- und Linsentrübungen bedingt und wenn, dann sind sie nur unvollkommen, also relative Störungen. Glaskörpertrübungen dagegen bedingen, je größer und je näher sie an der Netzhaut liegen, um so mehr einen umschriebenen Gesichtsfeldausfall in Form eines Fleckes; charakteristisch für die Glaskörpertrübung aber ist „der wandelbare Ort im Gesichtsfeld".

*Der prognostische Wert* von Gesichtsfeldanomalien ist nicht hoch genug zu veranschlagen. Im allgemeinen haben sie eine üble prognostische Bedeutung. Die zentrale Sehschärfe ist häufiger besserungsfähig als die exzentrische Sehstörung. von Graefe schließt mit dem Absatz: „Therapeutische Ratschlüsse lassen sich natürlich an die Form der Gesichtsfeldveränderungen nicht anknüpfen. Wir dürfen es nicht vergessen, daß es sich hier lediglich um ein Symptom handelt, welches den größten Einfluß für die Diagnose und Prognose in sich trägt, aber für sich das Wesen der Krankheit nicht umschreibt."

Meine Damen und Herren,

ich hoffe, daß es mir gelungen ist, Ihnen etwas von dem Geist und der Gedankenfülle dieser Arbeit von Graefes zu vermitteln, die am Anfang der klinischen Gesichtsfeldprüfung steht.

von Graefe hat später keine speziellen Veröffentlichungen mehr über die Technik und die Bedeutung der Gesichtsfelduntersuchung gemacht. Dagegen hat er in seinen zahlreichen Fall-Publikationen viele ausführliche Befunde von Gesichtsfeldveränderungen eingestreut und in lebendigem Zusammenhang mit den objektiven Befunden gebracht. Nur an einer Stelle finden wir nochmals einen Hinweis auf eine technische Verfeinerung seiner Gesichtsfeldprüfung. 1865 berichtet Engelhardt über einen Vortrag von Graefes über Amblyopie und Amaurose. Darin heißt es: „Wenn hiernach der Nachweis von Defekten oder Herabsetzungen im peripherischen Sehen für die Deutung von eminenter Wichtigkeit ist, so müssen wir die diagnostischen Mittel, dieselben aufzufinden, möglichst verfeinern. Die Durchmusterung der Gesichtsfeldperipherie bei gewöhnlicher Tagesbeleuchtung ist unzureichend, um kleinere Mängel aufzudecken. Dieselbe muß im dunklen Zimmer bei einheitlicher Beleuchtung vor sich gehen. Wo es sich um volle Genauigkeit handelt, bediene man sich z.B. der graduierten Leuchtscheibe, mit welcher auf 100 eingestellt und natürlich im bestimmten Abstande von dem Papier ein vor den Patienten gehaltenes mattschwarzes Papier beleuchtet wird. Die Grenzen des Gesichtsfeldes werden durch weiße Kugeln eruiert, welche an schwarzen Stäben befindlich, vom Fixierpunkt allmählich abgerückt werden. Handelt es sich um die Distinktionswinkel im exzentrischen Sehen, so befinden sich die Kugeln an 2 Spitzen eines geschwärzten Zirkels."

Wir können aus diesem Zitat entnehmen, daß von Graefe versucht hat, die Technik der Gesichtsfeldprüfung jeweils der Situation des Krankheitsfalles anzupassen und nicht nur die Gesichtsfeldgrenzen für ein bestimmtes Prüfobjekt gesucht hat, sondern auch gelegentlich das Distinktionsvermögen exzentrischer Netzhautstellen, also die periphere Sehschärfe bestimmt hat.

Versuchen wir, die Bedeutung von Graefes Leistungen im Bereich der Gesichtsfeldprüfung zu kennzeichnen, so dürfen wir wohl sagen, daß es ihm bei all seinen geistreichen und zweckmäßigen Erfindungen für die Vornahme der Gesichtsfeldprüfung offensichtlich nicht darum gegangen ist, eine Methode oder gar ein System aufzubauen. Das zeigt sich u. a. schon daran, daß von Graefe keine Untersuchungsreihen bei Gesunden ausgeführt hat. Wir finden vielmehr nur spärliche Andeutungen über Selbstversuche, die ihn zu seiner Technik geführt haben.

Die Impulse für die Entwicklung der Gesichtsfeldprüfung stammen vielmehr alle aus seiner klinischen Tätigkeit. Hier hat er den inneren Zusammenhang zwischen sichtbaren Veränderungen am Auge und Funktionsstörungen in vollem Umfang erkannt und bei jedem seiner Patienten immer wieder neu erlebt. Der Drang zu einer umfassenden und vollständigen, sich in allen Teilen ergänzenden Untersuchung des kranken Auges hat ihn die Notwendigkeit der regelmäßigen Gesichtsfeldprüfung sehen lassen. Hier war eine Untersuchungslücke, die er mit der fast spielerischen Leichtigkeit eines Genies ausgefüllt hat.

Das Erstaunliche ist, daß in seiner Technik der Gesichtsfelduntersuchung sich fast alle Ansätze für die spätere weitere Entwicklung der Perimetrie finden, selbst wenn man zugeben muß, daß v. Graefe viele Einzelheiten über die Physiologie des Gesichtsfeldes noch nicht wissen konnte, die uns heutzutage geläufig sind.

So war von Graefe im Grunde seines Wesens kein Techniker und wohl auch kein Systematiker der Gesichtsfeldprüfung. Mit der methodischen und technischen Weiterentwicklung sind andere Namen wie Aubert, Förster, Donders, um nur die nächsten Zeitgenossen zu nennen, verbunden. Förster hat ein handliches Gerät entwickelt, das sicher wesentlich dazu beigetragen hat, daß die Gesichtsfeldprüfung allgemein geübt wurde. Aubert, Donders u. a. haben die physiologische Fundierung der Perimetrie erarbeitet.

Graefe wußte schon, wie wir gehört haben, von der unterschiedlichen Wertigkeit verschiedener Reizobjekte, aber die methodische und quantitative Ausnutzung ist von anderer Seite erfolgt.

von Graefe kannte schon den Einfluß der Helligkeit auf das Prüfergebnis und die störende Beeinträchtigung einer ungleichmäßigen Beleuchtung. Aber methodische Konsequenzen aus solchen Beobachtungen sind erst zu unserer Zeit gezogen worden, als aus diesen und anderen Gründen von Hans Goldmann ein Halbkugel-Perimeter konstruiert worden ist.

So wichtig auch diese spätere methodische und technische Weiterentwicklung der Gesichtsfeldprüfung für ihre Zuverlässigkeit und Empfindlichkeit geworden ist, den entscheidenden Schritt, nämlich das Erkennen der großen klinischen Bedeutung und damit der Notwendigkeit dieses Untersuchungsverfahrens hat Albrecht von Graefe getan. Ich kann und will hier nicht jede der zahlreichen Einzelentdeckungen im Bereich der Perimetrie aufführen, um damit die Größe seiner Leistung zu belegen. Einiges davon haben Sie schon heute mit seinen eigenen Worten gehört.

Ich meine jedoch, daß seine größte Leistung für die Einführung der systematischen Gesichtsfelduntersuchung sehr allgemeiner Natur war: sie besteht in dem immerwährenden intensiven Gebrauch dieses Verfahrens im Rahmen seiner täglichen klinischen Tätigkeit. Albrecht von Graefe hat, wie es nur wenigen Menschen vergönnt ist, durch sein ständiges Vorbild und durch eine ungewöhnliche menschliche Ausstrahlung und Überzeugungskraft gewirkt. Dadurch, daß er seinen zahlreichen Schülern immer wieder beim einzelnen Kranken vor Augen führte wie wichtig und notwendig die Gesichtsfelduntersuchung für Diagnose und Prognose ist, hat er die Bahn für diese neue Untersuchungsmethode frei gemacht.

Die Entwicklung der Gesichtsfeldprüfung ist nur eine neben den anderen großen Leistungen, die er in seinem kurzen strahlenden Lebenslauf vollbringen konnte. Sie steht gewiß nicht zurück hinter den anderen, über die schon gesprochen worden ist. Sie alle gemeinsam geben den Hintergrund für das immer noch unvergessene Menschenbild eines genialen Klinikers, begnadeten Augenarztes und gütigen Menschen.

Prof. Dr. H. Harms  
Direktor der Universitäts-Augenklinik  
BRD-7400 Tübingen  
Deutschland

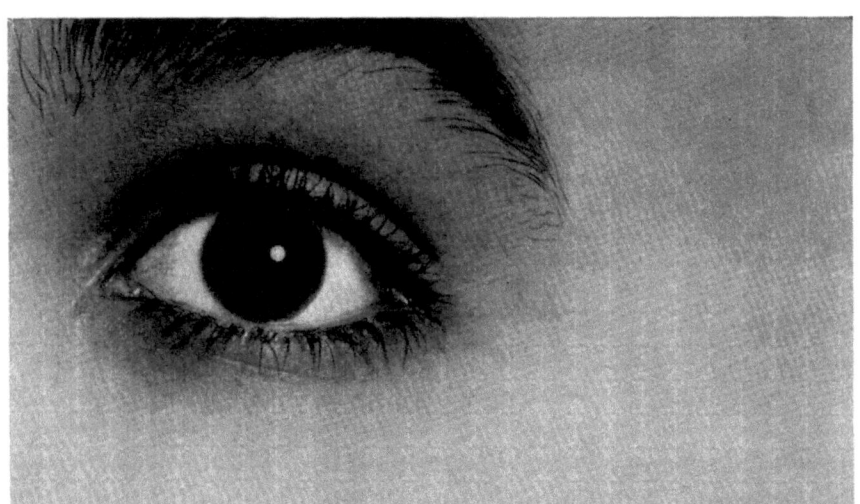

Ein Begriff für Güte und Zuverlässigkeit

## Augenspezialitäten „Dr. Winzer"

Im chemischen Aufbau der Wirkstoffe und den physikalischen Konstanten der Zubereitungen sorgfältig auf die speziellen Anforderungen des Fachgebietes abgestimmte Präparate:

| | |
|---|---|
| Antibiotica | Aquamycetin, Oleomycetin, Ophtopen-Oel Peniazol, Penicillin-Augensalbe, Penimycin |
| Antimetabolite | Synmiol-Augensalbe |
| Antiphlogistica | Ophtalmin |
| Antiseptica | Biseptol simplex und comp., Bisrenin, Boro-Hexamin, Combiamid, Dulcargan, Ophtopur, Ophtosept |
| Fermente | Alphachymotrypsin 5 CHOAY |
| Hormone | Aquamycetin-Prednison, Cortison-Augensalbe, Cortisumman, Oleomycetin-Prednison |
| Miotica | Borocarpin, D.F.P.-Oel, Pilocarpol, Syncarpin |
| Mydriatica | Atropinol, Borotropin, Boro-Scopol, Mydrial, Mydrial-Atropin-Augensalbe |
| Puffer | Isogutt-Augentropflösung, Isogutt-Augensalbe |
| Vitamine | Biomorphol, Ophtovitol-Augensalbe, Solan-Augentonicum |

Literatur und Muster auf Anforderung

**DR. WINZER Chemisch-pharmazeutische Fabrik KONSTANZ**

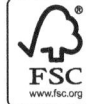

MIX
Papier aus verantwortungsvollen Quellen
Paper from responsible sources
FSC® C105338

If you have any concerns about our products,
you can contact us on
**ProductSafety@springernature.com**

In case Publisher is established outside the EU,
the EU authorized representative is:
**Springer Nature Customer Service Center GmbH
Europaplatz 3, 69115 Heidelberg, Germany**

Printed by Libri Plureos GmbH
in Hamburg, Germany